"救"在身边
——家庭急救小妙招

| 主编 |

黄 波 刘 婷
王明华 徐 瑞

四川科学技术出版社

图书在版编目(CIP)数据

"救"在身边：家庭急救小妙招 / 黄波等主编.
成都：四川科学技术出版社, 2025.3. -- ISBN 978-7
-5727-1702-4
Ⅰ. R459.7
中国国家版本馆CIP数据核字第2025PY2574号

"救"在身边——家庭急救小妙招
JIU ZAI SHENBIAN　JIATING JIJIU XIAO MIAOZHAO

主　　编	黄　波　刘　婷　王明华　徐　瑞
出 品 人	程佳月
责任编辑	胡小华
营销编辑	李　卫　刘　成
责任出版	欧晓春
出版发行	四川科学技术出版社
	成都市锦江区三色路238号　邮政编码　610023
	官方微博　http://weibo.com/sckjcbs
	官方微信公众号　sckjcbs
	传真　028-86361756
成品尺寸	170 mm×240 mm
印　　张	9.25　字数 180 千
印　　刷	四川华龙印务有限公司
版　　次	2025年3月第1版
印　　次	2025年3月第1次印刷
定　　价	48.00元

ISBN 978-7-5727-1702-4

邮　　购：成都市锦江区三色路238号新华之星A座25层　邮政编码：610023
电　　话：028-86361770

■ 版权所有　翻印必究 ■

本书编委会

主　编　黄　波　刘　婷　王明华　徐　瑞
副主编　司丽静　代亚星　何怡曦　朱茂林　李佳欣
编　委（排名不分先后）
　　　　　斯　琴　周　悦　袁宇凤　李瑞婷
　　　　　杨　航　王　丹　包　莉　魏鹏逻
　　　　　马　婷　汪名洋　康艾嘉

目 录
CONTENTS

第一章　急救的基本知识……………………………………… 001

　第一节　急救的定义与重要性……………………………… 002
　第二节　急救的基本原则和流程…………………………… 003

第二章　急救法律知识…………………………………………… 006

第三章　窒息与失去意识的急救……………………………… 009

　第一节　气道异物梗阻……………………………………… 010
　第二节　悬吊、勒吊窒息…………………………………… 016
　第三节　溺　水……………………………………………… 021
　第四节　意识丧失…………………………………………… 026

第四章　出血的创伤急救……………………………………… 031

　第一节　动脉出血…………………………………………… 032
　第二节　静脉出血…………………………………………… 039
　第三节　耳、鼻出血………………………………………… 044

第五章　骨、关节、软组织损伤的急救……………………… 050

　第一节　骨　折……………………………………………… 051
　第二节　关节脱位…………………………………………… 058

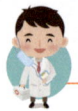

"救"在身边—— 家庭急救小妙招

  第三节 拉伤和扭伤……………………………………064
  第四节 脊柱损伤………………………………………069
  第五节 抽 筋…………………………………………073

第六章 意外事故的急救……………………………………080

  第一节 烧 伤…………………………………………081
  第二节 中 暑…………………………………………085
  第三节 冻 伤…………………………………………089
  第四节 电击伤…………………………………………092
  第五节 坠落伤…………………………………………096

第七章 过敏与中毒的急救…………………………………101

  第一节 花粉过敏………………………………………102
  第二节 食物过敏………………………………………105
  第三节 食物中毒………………………………………109
  第四节 煤气中毒………………………………………112

第八章 咬伤和蜇伤等的急救………………………………118

  第一节 猫狗咬伤………………………………………119
  第二节 蛇咬伤…………………………………………123
  第三节 昆虫蜇伤………………………………………128
  第四节 海洋生物的蜇伤………………………………131

附录 家庭急救箱…………………………………………………139

第一章

急救的基本知识

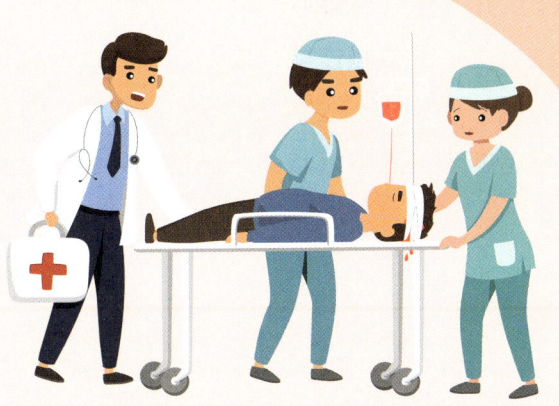

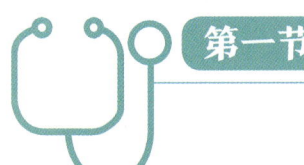

第一节 急救的定义与重要性

一、急救的定义

急救是伴随人类生活、生产最悠久的技术之一。早在远古时期，人类祖先在生存抗争中就已本能地形成了应对伤害的急救雏形。急救新概念即现代急救概念。急，即应急，强调的是时间，要用最短的时间、最快的速度；救，即救护，强调的是技术，既简便易学，又能减轻伤残，挽救生命。当公众掌握基本的、先进的急救技能，成为"第一目击者"时，就可以在医护人员到达前，以一般公认的医学原则，利用现场人力、物力给予急性受伤者或疾病突发者初步的急救或救助，以挽救其生命、改善病况和预防并发症。

二、急救的重要性

近年来，实施急救、挽救生命的事件不时出现在媒体上。2020年9月，深圳一名学生在篮球场突然晕倒，老师和学生利用校园内配置的自动体外除颤器（AED），第一时间对学生进行抢救，赢得抢救时间。2024年1月，山东泰安十中一名小男孩不小心误吞了一个圆珠笔配件，导致气道被卡住无法呼吸，正在上课的音乐老师及时发现异常，对他立即采用了"海姆立克法"急救，迅速帮孩子脱离了危险。无论是医务人员还是普通人，急救时都在与"死神"赛跑，与"死神"抢人。一方面，患者能够获得及时的、正确的急救，可以在很大程度上降低患者的伤残率和病死率，这对于突发创伤的患者非常重要。另一方面，及时和正确的急救还可以很大程度地提高患者的治愈率及生活质量。

人人学急救，急救为人人。急救事业关系人民生命安全和身体健康，是建设健康中国的重要内容。普及急救知识，学习急救技能，既是为了他人，更是为了自己。生命的代价太过沉重，让急救成为常识，不让生命在"束手无策"中逝去，让猝不及防化为"防可胜防"。

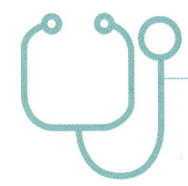

第二节 急救的基本原则和流程

一、急救的基本原则

（1）安全第一，确保现场环境安全，做好自我防护。

（2）先救命，后治伤；先重伤，后轻伤；不可忽视沉默的伤员。

（3）动作轻、快、准，防止加重损伤；对出血者先进行止血操作，避免血液过度流失。

（4）保持伤员呼吸道通畅，清除口鼻腔异物，保证充足的氧气供应，心跳、呼吸停止的伤员，应及时进行心肺复苏。

（5）对伤员给予人文关怀，保存好伤员的私人物品。

二、急救流程

第一，确保环境安全。在进行现场急救时，应注意自己的安全，确保自己不会受到任何伤害。

第二，评估伤员的情况，判断是否需要立即施救。例如，伤员心跳、呼吸停止，应立即进行心肺复苏；伤员有严重出血症状，应立即进行止血包扎。

第三，及时拨打急救电话。如果伤员情况严重或自己无法进行有效救助时，应立即拨打急救电话，请求专业的医务人员支持与帮助。

第四，注意保护受伤者的隐私和尊严。尊重受伤者的个人隐私，避免泄露其个人信息。同时，也要尊重受伤者的意愿和选择，不强迫其接受自己不愿意接受的急救措施。

第五，要及时记录急救过程和受伤者的情况，以便后续的医疗救治和追踪观察。这些信息对于医务人员来说是非常重要的，能够帮助他们更好地了解受伤者的状况，制定更加科学和有效的治疗方案。

总之，现场急救需要严谨、稳重、理性的态度。只有全面考虑各种因素，遵循正确的急救步骤和方法，才能最大限度地提高急救的成功率，保护伤员的生命安全。

[1] 付忻,冯铁男,王朝昕,等.国内外公众现场急救知识普及和培训现状[J].中华卫生应急电子杂志,2015,1(3):231–233.

[2] 张颖.院前急救在急性创伤救护工作中的重要性的研究[J].中国医药指南,2012,10(36):26.

[3] 陈文兰,苏硕元.生命面前,永不疲惫的急救先锋[N].汕头日报,2024-02-06(007).

[4] 朱菲.人人学急救 急救为人人[J].健康中国观察,2023(1):80–81.

[5] 周卫东.急救处理对创伤与失血性休克的临床效果观察[J].临床医药文献电子杂志,2019,6(25):51+54.

[6] 郭洪静.急性颅脑损伤患者的院前急救及护理体会[J].医疗装备,2016,29(6):135–136.

[7] 杨学伟,李良陈,孟雅洁,等.急性创伤院前急救现状及急救原则分析[J].现代医药卫生,2019,35(11):1752–1753+1760.

[8] 王峻红,邢果果,郝士蒙.多发伤的现场急救原则和转运[J].世界最新医学信息文摘,2015,15(57):197.

[9] 王红艳.优化流程在创伤急救护理中的应用[J].中华养生保健,2023,41(20):103–106.

第二章

急救法律知识

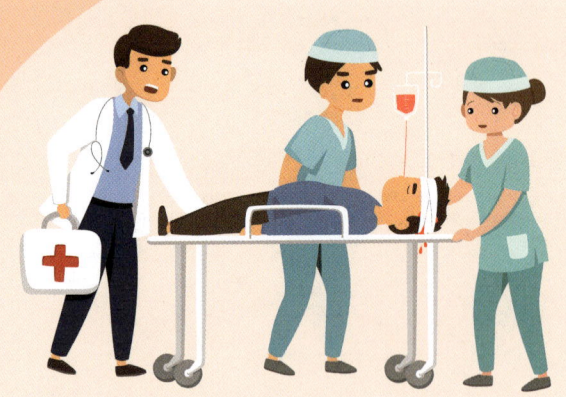

第二章 急救法律知识

在我们的生活中，总会遇到一些突发状况和紧急事件，面对这些情况，我们每个人都有可能成为他人的守护者。在伸出援手的同时，了解相关的法律知识是非常重要的。这样既能确保我们的行为合法合规，也能让我们在帮助他人的过程中更加安心。

一、勇敢伸出援手，法律为你保驾护航

2020年5月28日，《中华人民共和国民法典》颁布，其中第一百八十四条规定："因自愿实施紧急救助行为造成受助人损害的，救助人不承担民事责任。"该条法律直接从法律层面免除救助行为人造成受助人损害的责任来消除见义勇为人的后顾之忧，鼓励更多的人"路见危难，伸出援手"，同时对"英雄流血又流泪"的现象说不。

二、了解知情同意原则，让救助更加顺畅

1. 紧急情况下的知情同意

在紧急情况下，伤者可能无法表达自己的意愿。此时，救助者应当尽快联系伤者的家属或法定代理人，征得他们的同意。如果无法及时联系到家属或法定代理人，救助者可以在合理判断的基础上，采取必要的急救措施。

2. 救助者的告知义务

在实施急救措施前，救助者应尽量向患者或其家属说明情况，解释救助措施的必要性和可能的风险。这不仅有助于建立信任关系，还能让救助过程

更加顺畅。

三、保护患者隐私，传递正能量

1. 尊重患者隐私

在急救过程中，救助者应充分尊重患者的隐私权，不泄露患者的个人信息和病情资料。这是对患者的尊重，也是我们作为社会成员对自己基本的道德要求。

2. 传播正能量

当我们伸出援手帮助他人时，我们也在传递正能量。这种正能量会感染更多的人，让更多的人愿意加入救助他人的行列。让我们一起努力，共同营造一个充满爱心和正能量的社会环境。

正如习近平总书记所指出的："雷锋精神，人人可学；奉献爱心，处处可为。"了解急救相关法律知识，不仅是为了保护自己，也是为了更好地帮助他人。让我们携手共进，勇敢地伸出援助之手，用我们的知识和技能守护生命。在这个充满挑战的世界里，让我们用爱和勇气书写美好的未来，以实际行动书写新时代的雷锋故事，为实现中国梦有一分热发一分光！

第三章

窒息与失去意识的急救

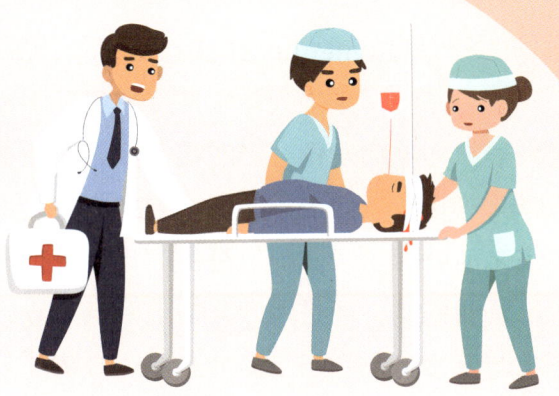

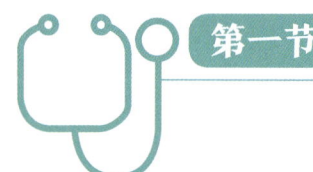

第一节 气道异物梗阻

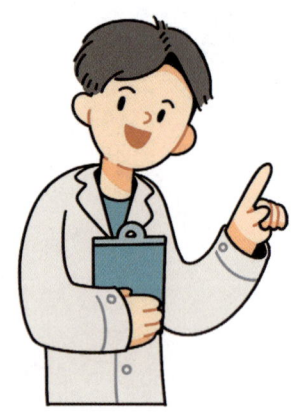

气道异物梗阻是指进食或误食异物时，异物进入气道导致呼吸困难，如果不及时救治，数分钟内即可引起窒息死亡，或引发心律失常、心肌梗死，导致意识丧失等问题，长时间的窒息会导致多器官功能衰竭，严重者可造成死亡。

被异物噎住导致的死亡曾经被称为"café heart disease"（咖啡厅冠心病），因为大多数发生在餐厅中，患者通常是满嘴的食物，看起来很像心脏病发作，当时甚至没人知道被食物噎住还能死人！直到1963年，美国佛罗里达州有9人在外就餐时突然喘不过气来，在救护人员到来之前就死亡了。一位医生对尸体进行解剖后，人们才知道这其实根本不是心脏病，而是因为异物阻塞气道导致窒息进而引起的死亡。急救不及时或方法不当均可造成窒息、心跳呼吸骤停或严重神经系统后遗症，积极有效的院前急救可迅速解除呼吸道梗阻，减少并发症的发生。

第三章 窒息与失去意识的急救

小贴士

葡萄和樱桃等圆形水果，幼儿食用时要小心，否则易卡喉并引起窒息；干果如花生、杏仁、核桃等坚硬，如不嚼碎，吞咽时也容易卡在喉咙；热狗等长条且圆的食物，也容易导致窒息。所以我们要养成"食不言"的好习惯。

一、气道异物梗阻有哪些表现

（1）吸入异物后突然发生剧烈呛咳、憋气、呼吸困难、气喘、声嘶，不能说话等，如果异物完全阻塞气道，会导致窒息。

（2）气道异物梗阻者还会出现"海姆立克"手势，即不由自主地以单手或双手呈"V"字状紧贴于颈前喉部以示痛苦和求救。

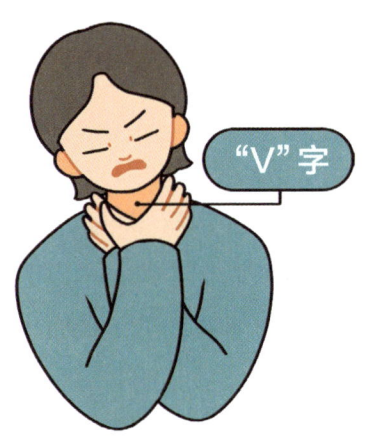

二、怀疑有异物吸入时，我们该怎么处理

1. 婴幼儿气道异物梗阻

当婴幼儿出现呼吸困难、面色青紫，提示异物可能卡在主气道，应立即拨打"120"急救电话，并及时采取急救措施。

（1）背部冲击法

① 将婴幼儿仰卧位骑跨在救护员的前臂上并保持头低脚高位，一手掌将婴幼儿的后颈部固定，使头部轻度后仰。

② 将婴幼儿翻转成俯卧位，仍保持头低脚高位，同时一只手握住双

下颌以托住头,用另一只手的掌根部向内、向上叩击婴幼儿两肩胛骨之间 4~6 次,至异物排出。

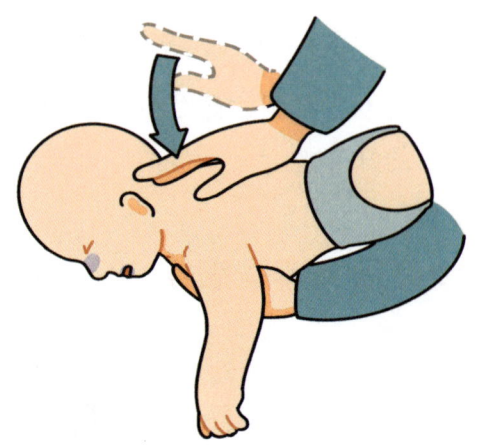

(2)胸部冲击法

①当使用背部冲击法无效后可使用胸部冲击法,两手及前臂将婴幼儿固定,翻转为仰卧位,一只手托住婴幼儿背部并用手掌固定婴幼儿头颈部,将婴儿头低脚高竖放(或横放)在大腿上。

②另一只手的食指及中指并拢,在婴幼儿两乳头连线下方、胸部正中下方垂直方向水平给予胸部冲击按压,按压深度约为胸廓前后径的 1/3,重复 5 次。

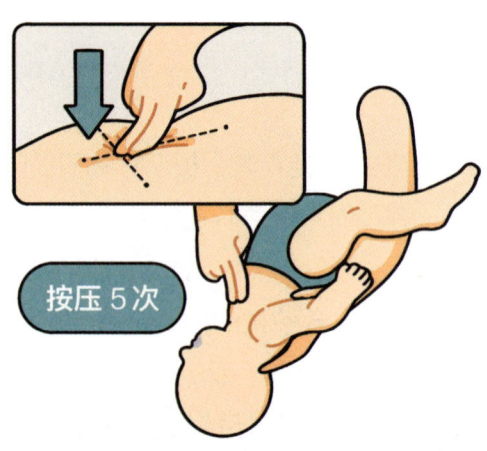

注意：每次冲击后检查气道梗阻是否解除，若有异物，可用手指取出，如梗阻解除，可不做满 5 次，如果在施救的过程中发现婴幼儿失去意识，则按照意识丧失处理，详见第三章第四节。

2. 成人气道异物梗阻

当成人发生气道异物梗阻时，会出现"海姆立克"手势，即不由自主地以单手或双手呈"V"字状紧贴于颈前喉部以示痛苦和求救，应该及时自救或为他人施救，即立即拨打 120 急救电话，并及时采取急救措施。

（1）当他人被异物梗阻时，应采用海姆立克急救法。

①判断：观察他人是否有气道异物梗阻的表现，并请患者用点头和摇头示意是否被异物卡喉。

②施救方法：确定患者被异物卡喉后，使患者呈站立位，双腿稍分开，施救者站于患者背后，一脚呈弓步状置于患者两腿之间，用手将患者的背部轻轻推向前，使患者处于前倾位。一手握拳，虎口处对准患者肚脐之上两横指的位置，用另一手按压在拳头上，向上、向内快速冲击患者上腹部 6~10 次，使患者胸腔内的压力迅速升高，易于异物排出。重复以上手法，直到异物排出。

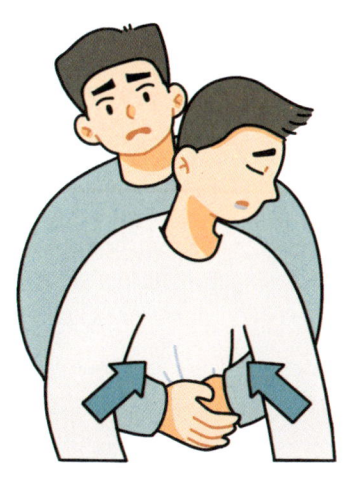

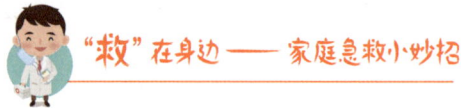

（2）当自己被异物梗阻并且周围没有人员帮助时，要及时自救。

①有咳嗽能力的，尽力自己咳出来。

②咳不出来，用腹部冲击法（海姆立克急救法）。

● 一手握拳抵于脐上两横指处。另一手握住此拳快速向内、向上冲击腹部 5 次。

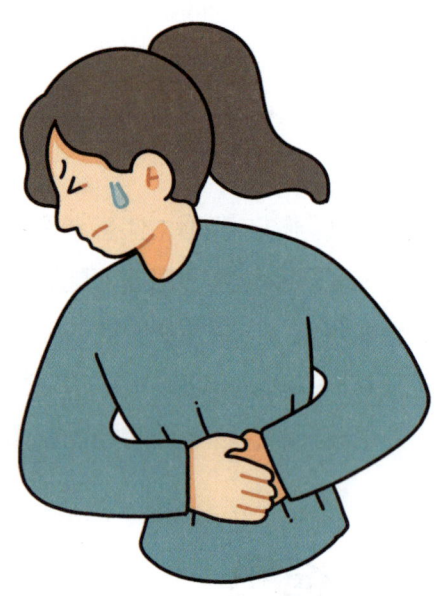

● 也可将上腹部抵压在椅背、桌边和栏杆等坚硬物体上。连续弯腰向内、向上冲击腹部 5 次。每秒冲击 1 次，可以连续反复冲击，直到异物排出。

第三章 窒息与失去意识的急救

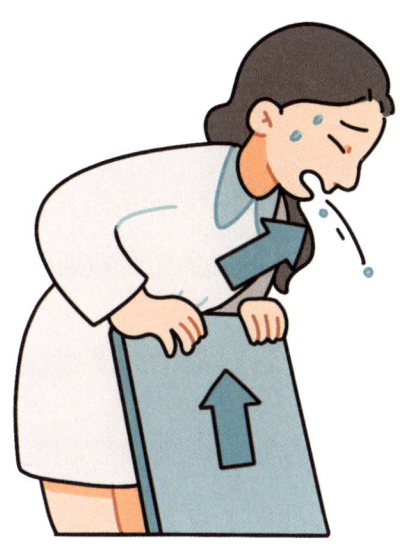

注意事项

● 尽早、尽快识别气道梗阻的表现,迅速作出判断,并立即拨打120急救电话。

● 当小儿发生气道异物梗阻时,家长千万不要将手伸入孩子嘴中抠取异物,这样可能将异物推至声门下或更深处,人为导致完全性气道梗阻,甚至引起死亡。

● 对于极度肥胖及怀孕后期发生呼吸道异物堵塞的患者,应当采用胸部冲击法,姿势不变,只是施救者将一手的虎口贴在患者胸骨下端即可,若操作时偏离胸骨可能会造成肋骨骨折。

三、如何预防气道梗阻

（1）进食时保持坐位，养成充分咀嚼再吞咽的好习惯，避免在进食时嬉笑、打闹或运动。

（2）不要给低龄儿童购买内含小零件的玩具，将小件物品及其他容易引起儿童气道梗阻的物品摆放在儿童拿不到的地方或储存在儿童无法打开的容器中。

（3）对于有吞咽困难的老年人，应在医生指导下进行吞咽功能评估，必要时留置胃管鼻饲饮食。

第二节 悬吊、勒吊窒息

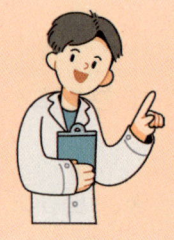

悬吊在此处是指颈部被套索，使身体悬挂在空中；勒吊是指通过绳索或其他物品绕颈部或喉部勒紧。悬吊或勒吊均可以压迫伤员的气管，从而导致窒息。

悬吊致死也称缢死，其一般是自杀行为，也有少数是意外事故导致，如衣服或者领带被卷入机器内、婴幼儿被衣物或其他物品挂住。勒吊致死又称勒死或绞死，通常是谋杀，但也有意外致死的案例，自杀很少见。虽然这

第三章 窒息与失去意识的急救

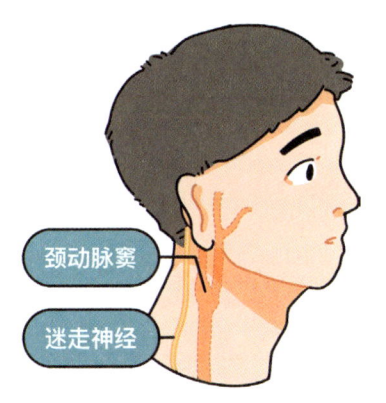

两种死亡都可能由于压迫气管使呼吸受阻而引发体内缺氧并最终导致窒息死亡，然而实际情况并非完全如此，因为颈部还存在其他重要的血管和神经，如颈动脉、椎动脉及迷走神经等。当这些血管或神经受到压迫时，流向头部或从头部流回心脏的血流可能受阻，导致脑血液循环障碍。在这种情况下，神经细胞可能因缺氧而发生功能障碍，从而迅速导致死亡。此外，如果绳索或其他物品压迫到颈动脉窦，会让迷走神经张力升高，可能反射性地引起意识丧失或心搏骤停死亡，人们给它起了个别称：闪电窒息死亡。

一、悬吊、勒吊窒息有什么表现

（1）身体处于不自然悬挂姿势，有绳索、链条或其他物品缠绕在伤员的颈部皮肤上。

（2）颈部皮下有淤血、勒痕或伤痕。面部先为青紫色，继而变为灰白色。脸部、颈部血管怒张与浮肿。

（3）呼吸多已停止或极其微弱，脉搏已摸不清。

二、身边的人出现以上表现，我们该怎么处理

1. 解除勒颈物

（1）一旦发现，立即大声呼救，引起周围人的注意，并拨打紧急救援

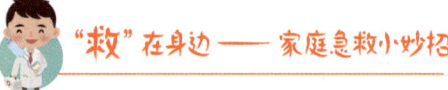

电话（如120），并清晰描述现场情况。

（2）如果伤员仍悬吊着，应先抱住其身体，以防断绳后使之坠地摔伤。如果伤员站立吊颈，应先扶住其身体后再剪断绳索，否则会因其站立的身体突然倒下而摔伤。

（3）使用适当的工具（如剪刀、刀片等）迅速剪断勒颈物，解脱后将其身体平放，以便实行抢救。

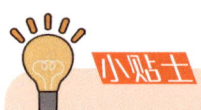

在急救过程中，若发现存在他人故意致伤的迹象或线索，应立刻向相关执法部门报告，在救人的同时尽量使现场得到保护，以便后续开展调查工作。

2. 判断呼吸心跳

轻轻拍打伤员的肩膀并呼喊，检查是否有意识反应。观察伤员胸部是否有起伏，判断是否有呼吸，同时检查颈动脉是否搏动，以确认心跳。

3. 进行心肺复苏

（1）开始胸外按压：一旦确认伤员呼吸心跳停止，要立即对其进行心肺复苏（CPR）。

（2）按压位置：将一只手的掌根部放在伤员胸骨中部（胸骨中下1/3，可为两乳头连线与胸骨交界处），另一只手叠放在上面，保持双手手指交叉、肘关节伸直。

（3）按压深度和频率：施救者用肩部和上半身的力量垂直按压，成人按压深度为 5～6 厘米，频率为每分钟 100～120 次。

（4）人工呼吸：开放气道，用仰头抬颌法将伤员下巴抬高至下颌线与地面约成 90°，使气道畅通，捏住鼻子，用嘴完全包住伤员的嘴巴吹气 2 次，每次吹气大约 1 秒钟。

（5）交替进行：继续交替进行 30 次胸外按压和 2 次人工呼吸，直到伤员恢复自主呼吸、有专业救援人员接手或者施救者无法继续进行心 CPR。

（6）每 30 次胸外按压和 2 次人工呼吸为一个循环，每 5 个循环评估 1 次患者的呼吸、脉搏，可以通过除颤仪恢复心脏的正常搏动。在等待急救人员到来的过程中，持续进行心肺复苏，不要中断。

4. 送医院治疗

即便伤员呼吸、脉搏在急救后已经完全恢复，施救者仍需立即拨打急救电话，迅速将伤员转运至医院，由专业医护人员对其生命体征进行详细检查和记录，以确保伤员的生命安全得到全面保障。当救护车到达时，施救者应向救援人员简要介绍情况，并提供所做急救措施的详细信息。

三、如何预防悬吊、勒吊窒息

1. 增强安全意识

提高对悬吊和勒吊窒息危险性的认识，了解相关的事故案例，增强自我保护意识。

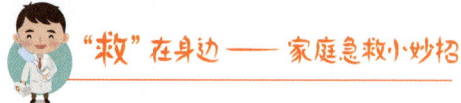

2. 使用正确的设备

在进行高空作业时，确保使用符合安全标准的设备和工具，如安全带、绳索、吊索具等。定期检查设备的完好性和安全性。

3. 学会自救技能

掌握一些基本的自救技能，比如如何在悬吊或勒吊状态下迅速解开束缚、寻找支撑点等。

4. 避免单独行动

在进行高空时，尽量避免单独行动，以便在发生意外时能够得到及时的帮助。

注意事项

- 首先必须使伤者保持呼吸道通畅。
- 救援前，若伤员清醒，鼓励其移动四肢，协助恢复血液循环。
- 救援后，使伤者坐姿至少30分钟，以避免血液突然流回心脏。

第三章　窒息与失去意识的急救

第三节

溺　水

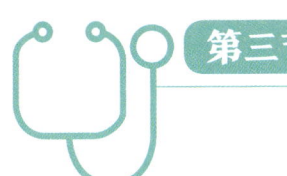
溺水又称淹溺，是人淹没于水或其他液体介质中因吸入液体导致呼吸障碍甚至呼吸停止的状况。水充满呼吸道和肺泡可引起缺氧窒息，最后造成呼吸停止和心脏停搏而使人死亡。同时少部分液体会进入血液循环引起血液渗透压改变、电解质紊乱和组织损害，从而导致一系列并发症。

据世界卫生组织统计，2019 年，约有 23.6 万人死于溺水，溺水是全球主要公共安全问题之一。《2022 中国青少年防溺水大数据报告》指出，溺水造成的死亡居我国 0～17 岁年龄段青少年死亡首位，占比高达 33%，青少年溺水问题成为一个不容忽视的安全隐患。

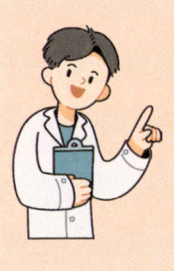
案例引入

2022 年，四川某市的一处水域，一名 12 岁的男孩在河边玩水时不小心落水。目击者称，孩子落水后，他爷爷立刻下去施救，但未成功，现场另一个年轻人也下去施救，也被困在河里，最终 3 人不幸溺水身亡。

由于缺乏对自救技能的了解，以及旁观者在紧急情况下未能掌握基本的急救知识，溺水事件造成的人员伤亡已经屡见不鲜。针对此类事件，我们必须高度重视并采取积极措施。关键在于主动学习急救知识，提高自身的应急处理能力，从而有效避免类似悲剧的发生。

一、发生溺水有哪些表现

体力极度疲劳、在水中失去自救能力的溺水者，会出现间歇性呼吸、双臂挥动及身体接近水平状态。不会游泳的溺水者，会表现出恐慌行为和表情、双手胡乱拍打水面、无法保持平衡、头部上下运动及呼吸急促或窒息等。至于昏迷溺水者，则表现为无呼吸和动作，横卧于水面、水中或池底，面部表情呆滞，无法自主移动。

二、发生溺水时，我们该怎么处理

1. 溺水者自救法

（1）不会游泳者落水后有两种自救方法。

● 抱膝式：保持冷静，用双手紧紧抱住膝盖，使身体呈现蜷缩状态，这有助于减少水流的冲击。然后，缓慢放松身体，让自己逐渐上浮。当感觉到背部即将离开水面时，迅速向下推水，同时抬头换气。换气后，立即

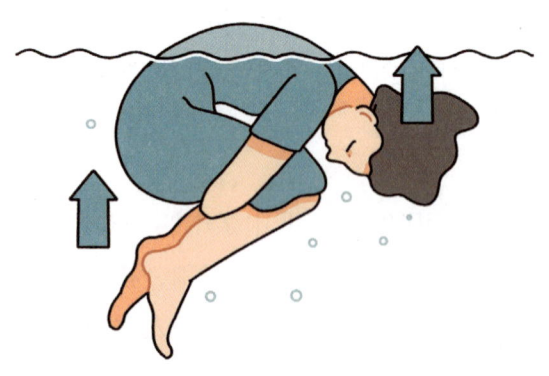

下沉并再次抱住膝盖，重复这一过程。通过保持有规律的呼吸和循环动作，可以有效延长自救时间，增加生还机会。

● 仰漂式：该方法优势在于能够有效降低所需力量，从而节省体力。仰漂技术的关键在于确保面部的口鼻部分露出水面，而其他身体部位则保持在水面下，以此维持浮力。具体操作时，应先将双手置于水中，身体后仰，确保口鼻部分露出水面，以便进行有节奏的缓慢换气。当身体开始下沉时，应紧闭嘴巴，通过鼻子进行呼气，同时轻微推水，以助于上浮。

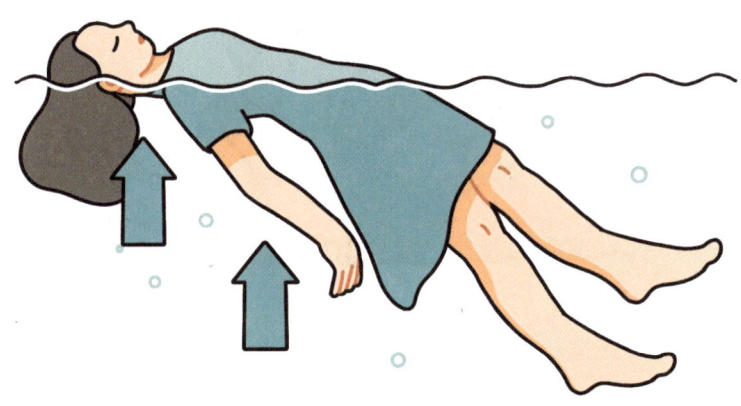

（2）如果会游泳的人不慎出现小腿抽筋，需要把膝关节伸直，脚尖回勾，保持这个状态 10 秒，再反复做几次，尽可能消除抽筋症状，慢慢游向岸边。

2. 救助者急救方法

发现有人溺水，救助者首先需要向人群方向高声呼喊，以寻求更多帮助。同时，迅速寻找周围可用的漂浮物，如救生圈、木板等，并将其抛向落水者。若条件允许，救助者可以脱下长裤，将其浸泡于水中后，扎紧裤管并充气，随后再次扎紧裤腰，抛给落水者使用。需特别提醒落水者，不应尝试攀爬漂浮物或依赖挣扎来上岸，而应紧紧抓住漂浮物，使头部保持在水面上，以便呼吸，并耐心等待专业救援人员的到来。

若上述方法均无法实施，救助者可考虑亲自下水救援。在下水前，务必确保自身安全，并尽量从落水者的背后或侧面接近，以减少被其抓住或抱住的风险。一旦接近落水者，救助者需迅速托起其身体，使其头部露出水面，并侧游至岸边，协助其上岸。

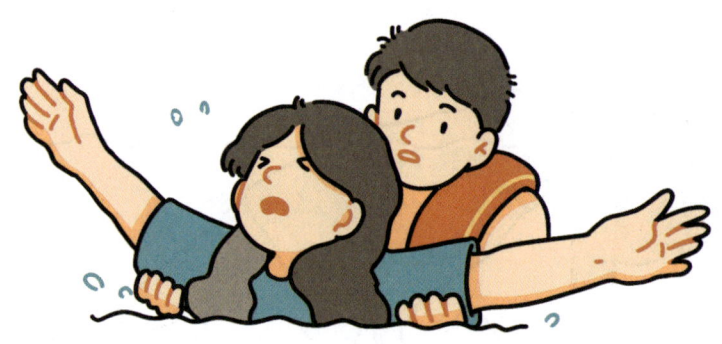

当将溺水者救上岸后，对于仍有心跳和呼吸，但存在明显呼吸阻塞的溺水者，首要任务是进行控水处理。救助者应采取如下步骤：一腿跪地，另一腿屈膝，将溺水者的腹部置于屈膝的大腿上，确保其头部下垂。随后，迅速拍打其背部，以促使口咽部和气管内的水分排出，此动作需迅速且有效。

若溺水者已失去呼吸，确保呼吸道畅通无阻后，应立刻实施口对口人工呼吸进行急救。若溺水者失去动脉搏动和呼吸，则应及时进行心肺复苏。

第三章 窒息与失去意识的急救

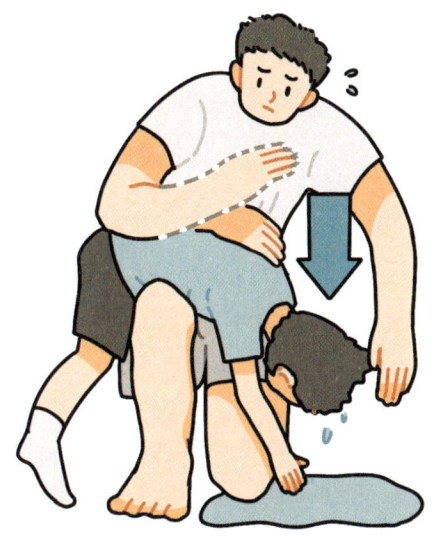

三、如何预防溺水

（1）家长确保带孩子去正规的泳池游泳，下水前活动身体，避免出现抽筋现象，确保孩子已经掌握相关安全技能。

（2）学习游泳，掌握基本的游泳技能是预防溺水的关键。

（3）注意水域环境，避免在危险的水域游泳。在河流、湖泊等自然水域游泳时，要特别注意水流和暗礁等潜在的危险。

> **注意事项**
>
> ● 溺水大多情况下是无声的、快速的，而非"使劲扑腾、大声呼救"。家长要时刻注意孩子的一些特别的行为，提高警惕。
>
> ● 未成年人碰到有人溺水，第一时间要大声呼救，找大人帮忙，同时拨打"110"报警电话。没能救上来也不要有心理压力，更不能因害怕而隐瞒事实，耽误宝贵的救援时间。

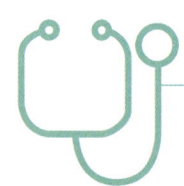

第四节

意识丧失

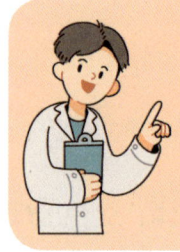

意识丧失是指个体无法被唤醒,对外界刺激无反应的状态。这种状态可能由多种原因引起,如脑部疾病、药物过量、外伤等。根据患者是否有心跳和呼吸,意识丧失可分为两大类:有心跳有呼吸的意识丧失和无心跳无呼吸的意识丧失。

在人类的生命历程中,意识是我们感知世界、做出决策的关键。然而,在某些情况下,这一至关重要的功能可能会突然丧失。意识丧失不仅令人震惊,更可能带来严重的健康风险。本节将主要探讨意识丧失的两种主要类型——有心跳有呼吸的意识丧失和无心跳无呼吸的意识丧失,分析它们的表现、处理方法和注意事项,以帮助我们更好地理解和应对这一紧急情况。

一、有心跳有呼吸的意识丧失

在这种情况下,患者虽然失去了意识,但心脏仍在跳动,呼吸也在进行。这通常是由大脑皮质功能受损导致的。

1. 有心跳有呼吸的意识丧失有什么表现呢?

患者无法被唤醒,对外界刺激无反应。眼睛可能睁开,但眼神空洞,无聚焦能力。呼吸和心跳正常，但可能伴有鼾声或呼吸不规律。血压可能升高或降低，具体取决于病因。

2. 遇到这种情况，我们该怎么处理呢？

首先确保患者的安全，避免二次伤害。尝试唤醒患者，观察其是否有反应。如果患者无反应，立即拨打120急救电话。在等待急救人员到来的过程中，密切观察患者的生命体征，如呼吸、心跳等。如果患者有呕吐物或口腔异物堵塞呼吸道，应尽快清理，保持呼吸道通畅。

注意事项

- 避免强行固定患者的头部或身体，以免造成二次伤害。
- 不要给患者喂食或喂水，以免呛咳或窒息。
- 保持环境安静，避免过度嘈杂影响患者。
- 密切观察患者的病情变化，如有异常应及时告知急救人员。

二、无心跳无呼吸的意识丧失

这是最为危急的情况，患者不仅失去意识，而且心脏停止跳动，呼吸也停止。这通常是由心搏骤停或严重脑部损伤引起的。

1. 无心跳无呼吸的意识丧失有什么表现呢？

患者完全失去意识，对外界刺激无任何反应。心脏停止跳动，无法触及脉搏。呼吸停止或仅有濒死样喘息。皮肤可能变得苍白或发绀，特别是嘴唇和甲床。对于非专业人士来说，只需要在患者失去意识以后观察患者有无呼吸即可判断其是否发生意识丧失。

2. 遇到这种情况，我们该怎么处理呢？

立即拨打急救电话。开始心肺复苏：一旦确认伤员呼吸心跳停止，要立即对伤员进行心肺复苏，包括胸外按压和人工呼吸。

（1）按压位置：将一只手的掌根部放在伤员胸骨中部（胸骨中下1/3，可为两乳头连线与胸骨交界），另一只手叠放在上面，保持双手手指交叉、肘关节伸直。

（2）按压深度和频率：施救者用肩部和上半身的力量垂直按压，按压深度为成人5～6厘米，频率为每分钟100～120次。

（3）人工呼吸：开放气道，用仰头抬颌法将伤员下巴抬高至下颌线与地面约成90°，使气道畅通，捏住鼻子，用嘴完全包住伤员的嘴巴吹气2次，每次吹气大约1秒钟。

（4）交替进行：继续交替进行30次胸外按压和2次人工呼吸，直到被勒吊者恢复自主呼吸、有专业救援人员接手或者无法继续进行CPR。

（5）每30次胸外按压和2次人工呼吸为一个循环，每5个循环评估一次患者的呼吸、脉搏，可以通过除颤仪恢复心脏的正常搏动。在等待急救人员到来的过程中，持续进行心肺复苏，不要中断。

注意事项

- 心肺复苏时应尽量避免因伤及患者的胸骨和肋骨导致的二次伤害。
- 如果患者有植入心脏起搏器或除颤器，在进行心肺复苏时应避开这些设备的位置。
- 在进行人工呼吸时，应确保患者的口腔无异物，以免影响通气效果。
- 持续进行心肺复苏，直到急救人员到来或患者恢复自主心跳和呼吸。

三、如何预防意识丧失

（1）健康的生活方式：保持均衡的饮食，充足的睡眠，适度的运动，避免过度劳累和精神压力过大。

（2）驾驶安全：遵守交通规则，不酒后驾车，不疲劳驾驶，正确使用安全带。

（3）职业安全：在工作中严格遵守安全操作规程，佩戴必要的防护设备。

（4）定期体检：定期进行全面的体检，及时发现和治疗可能导致意识丧失的潜在疾病。

（5）了解急救知识：学习基本的急救技能，如心肺复苏，以便在紧急情况下能够提供及时的援助。

（6）避免危险行为：不参与高风险活动，如极限运动或无保护的冒险活动，以降低发生意外的风险。

（7）心理健康关怀：对于有精神健康问题的人群，如抑郁症、焦虑症患者，应及时寻求专业的心理咨询和治疗，以降低因心理问题导致的意外风险。

（8）环境安全：在家中和工作场所注意安全，避免跌倒、触电等意外事故的发生。

（9）药物管理：正确使用药物，避免过量使用或滥用药物，特别是镇静剂、麻醉剂等可能导致意识丧失的药物。

意识丧失是一种严重的医疗紧急情况，需要立即采取行动。通过了解有心跳有呼吸和无心跳无呼吸意识丧失的表现、处理方法和注意事项，我们可以更好地应对这一挑战，保护伤员的生命安全。同时，通过采取预防措施和注重日常保健,我们可以降低意识丧失的发生风险,享受更加健康和安全的生活。

参考文献

[1] 付金芳,李宏伟,张秋莹.气道异物梗阻的现场急救[J].黑龙江科技信息,2011(28):107.

[2] 高振芳,聂爱玲,刘小军.气道异物院前急救分析[J].实用儿科临床杂志,2004(4):327-328.

[3] 章怡祎.异物卡喉时,"石头剪刀布"能救命[J].中医健康养生,2024,10(2):43-45.

[4] 凌美蓉.关键时刻能救命的海姆立克急救法[J].家庭医药,2023(3):68-69.

[5] 李晓光.缢死、扼死、勒死与舌骨骨折[J].法律与医学杂志,1997(2):91-92.

[6] 祝家镇.缢死、勒死和扼死——法医学专题讲座(六)[J].新医学,1980(12):656-657.

[7] 辛洪奎,孙永海,姜树军,等.巴拉尼协会《颈性头晕立场》解读[J/OL].北京医学,1-4[2024-05-02].

[8] 王志敏.急诊急救小常识[J].人人健康,2023(31):48.

[9] 李蕾,张志泉,郑成中,等.儿童溺水的防治方案专家共识[J].中国当代儿科杂志,2021,23(1):12-17.

[10] 赵继宗.意识障碍临床诊疗的现状与进展[J].临床神经外科杂志,2020,17(1):1-3+7.

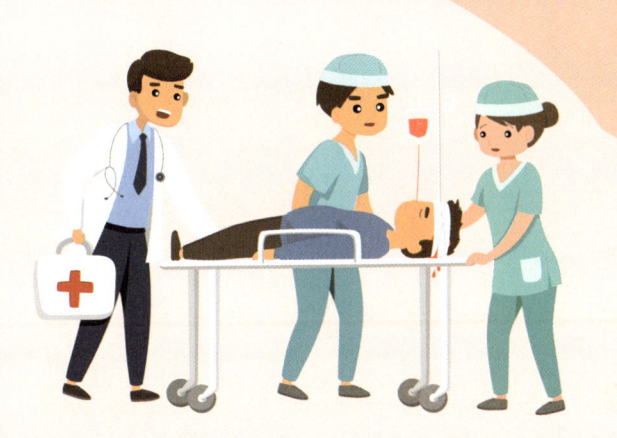

第四章 出血的创伤急救

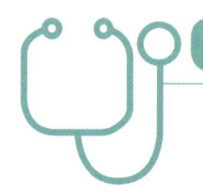

第一节 动脉出血

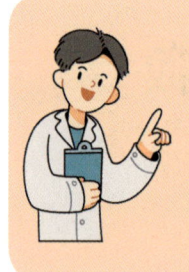

动脉出血是指血液从大动脉或分支动脉中迅速流出的一种临床表现，通常由血管损伤、破裂引起。这种出血的特点是血液呈鲜红色，压力大，流速快，常呈喷射状，且难以自行止血。大动脉出血是一种紧急情况，如果不及时治疗，失血过多，可能导致失血性休克甚至死亡。

动脉出血的血液颜色鲜红，血液从伤口呈喷射状流出，大动脉出血，具有致命性的特点。大动脉止血有黄金 3 分钟的说法，即三分钟内无法成功止血，患者将面临死亡。一个人的血容量占体重的 7%～8%，比如一个 50 kg 的成年人，血容量为 3 500～4 000 mL，约等于 4 kg，当失血量达到总血容量的 20% 左右时，就会出现休克的表现，如果一次性出血量超过总血容量的 30%，就会有生命危险。外力作用是引起动脉出血最常见的原因，如车祸、跌倒、刺伤等可以导致动脉断裂或损伤，从而引起大量出血。

案例引入

2022 年 8 月 21 日，一货车司机因货物倾倒被割破手臂，大动脉出血，因止血方法错误一直无法成功止血，后在民警的帮助下，才成功止血，直到救护车到达现场。

在日常生活中意外频发，一不小心就会对身体造成损伤，在无法得到医生第一时间救助的情况下，知道一些动脉出血急救知识就至关重要。

小贴士

日常生活中，在进行可能导致血管损伤的活动如户外运动、家庭维修等时，务必注意安全，远离尖锐物品，佩戴适当的防护装备，避免受伤造成出血。其次，在出现创伤出血时，保持冷静有利于您更好地评估当下情况并采取正确的行动哦！

一、失血量对身体的影响

（1）当失血量少于 400 mL 时（约为总血容量的 10%），不会有明显的症状。

（2）当失血量在 800 mL 时（约为总血容量的 20%），会出现口唇苍白，冒冷汗，手脚无力，呼吸急促等症状。

（3）当失血量超过 1 200 mL 时（约为总血容量的 30%），可引起大脑供血不足，伤者会出现视物模糊、口渴、头晕、神志不清或焦躁不安，甚至昏迷等症状，危及生命。

二、当发生动脉出血时我们应该怎么做

1. 止血

（1）指压止血法

指压止血是短时间内进行的止血法，此法只能达到初步止血的目的，为彻底止血争取时间。

● 头部动脉出血时，用手将颈动脉向颈椎骨方向压，此法虽然能达到止血的目的，但由于阻止了血液流向大脑，所以是十分危险的，因此每当遇到头部动脉出血时，只能进行单侧颈动脉按压止血，同时立即送往医院请医生诊治。

● 腋下、肩膀的动脉出血时，用拇指指尖在锁骨上方用力向下方的第一肋骨压（锁骨下动脉）。

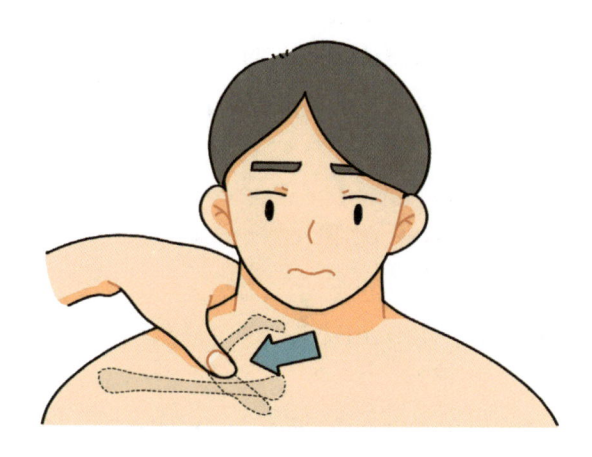

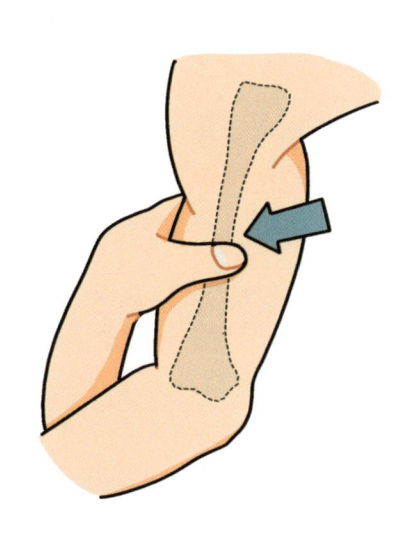

● 前臂、上臂的动脉出血时，用拇指在上臂内侧动脉搏动的部位（肱动脉处）用力向肱骨方向压。

第四章　出血的创伤急救

●手掌处动脉出血时，同时按压尺动脉和桡动脉，尺动脉位于小拇指侧手腕上方 1～2 cm 处，桡动脉位于大拇指侧手腕上方 1～2 cm 处。

按压

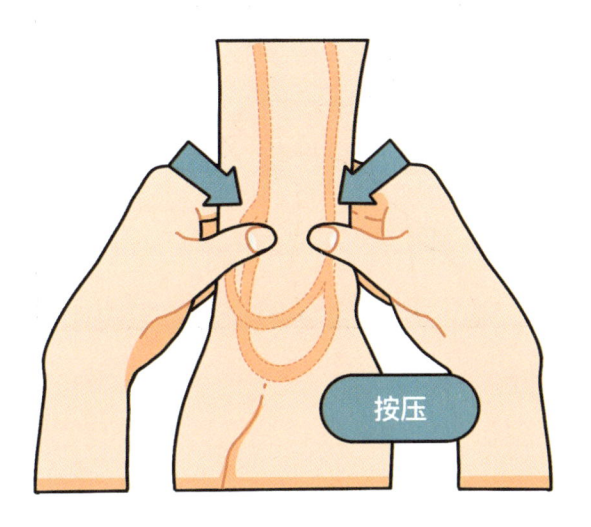

●手指、足趾的动脉出血时，用食指和拇指在出血指（趾）的根部两侧，用力捏紧即可止血。

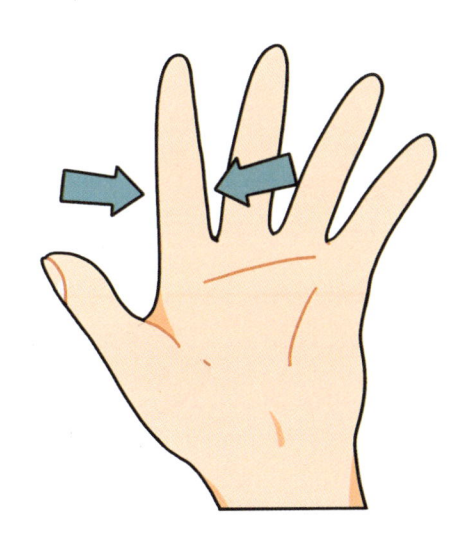

● 下肢动脉出血时，用两手拇指在出血的大腿根部前内方，可触到动脉搏动的部位（股动脉），用力向股骨方向压可止血。

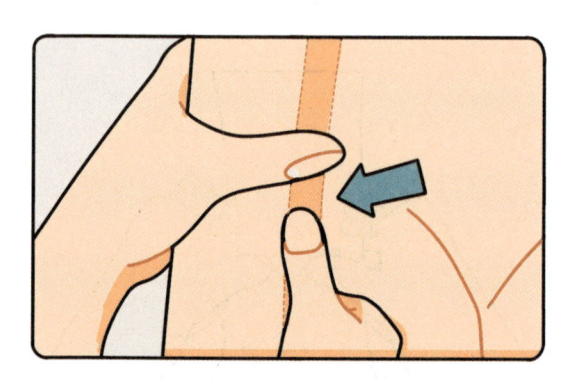

注意事项

● 指压止血法是一种临时性措施，不可长时间按压，每次压迫时间不宜超过10分钟，否则会引起动脉相应血供部位严重缺血。

● 根据出血部位采用相关动脉指压止血，有时效果不确切，需及时就医。

● 要熟悉浅表动脉的走行和血运部位。

● 要根据伤情尽快采用更有效的止血方法。

（2）加压包扎止血法

多用于小动脉、小静脉出血和毛细血管出血。

● 用无菌纱布（或现场采用干净毛巾、手帕等）敷盖、填塞伤口，压迫出血的血管，然后以绷带或布条适当加压包扎，包扎范围略大于伤口。按压的同时抬高受伤部位，使其超过心脏水平线。为作好自我防护，救助者务必戴上橡胶手套或把干净的塑料袋套在手上操作。

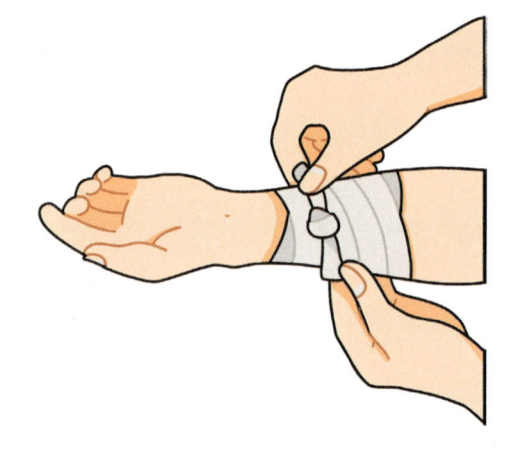

注意事项

- 不宜用于骨折所致的出血。
- 伤口处严重污染或有异物时不宜采用。
- 无骨折的四肢出血，可同时配合局部固定的方法。
- 时间不宜过长，加压用力要适当。

（3）止血带止血法

适用于四肢较大动脉出血的紧急处理。

● 采用橡胶管或乳胶管在创伤出血部位的近心端将肢体用力绑扎，以完全阻断肢体血流达到止血的目的。

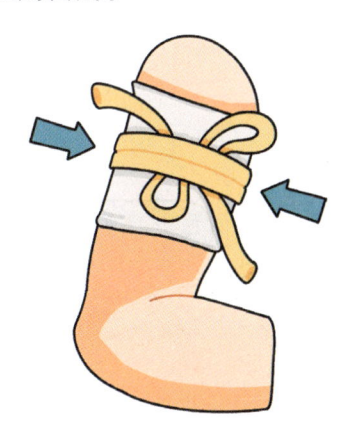

注意事项

- 本方法是一种用其他方法不能控制出血时的临时性止血措施，虽能减少出血量，减少失血性休克的发生，但可能导致患侧远端肢体坏死。
- 止血带结扎尽量靠近伤口的近心端，先用纱布垫、三角巾或干净毛巾垫于被结扎部位，尽量减少止血带对皮肤的损伤。
- 止血带结扎力度要适中，不宜过紧、过松，以伤肢肢端动脉搏动消失为宜。

- ①使用止血带时间较长，应每隔0.5～1小时放松1次，每次放松1～2分钟，放松后再在稍高的平面扎止血带；②如需继续使用，累计使用时间最长不超过3小时。
- 不宜在同一平面反复缚扎，可适当改换位置。
- 在寒冷季节转运伤员过程中注意缚扎患肢的保温。
- 现场无橡胶管或乳胶管时，也可采用三角巾、腰带、布条等替代，但使用不当可能效果差。

2. 固定

在止血的基础上，须对破裂动脉部位进行固定，以免因活动引起止血效果不佳。可使用绷带、三角巾或布片环绕止血部位捆绑固定。

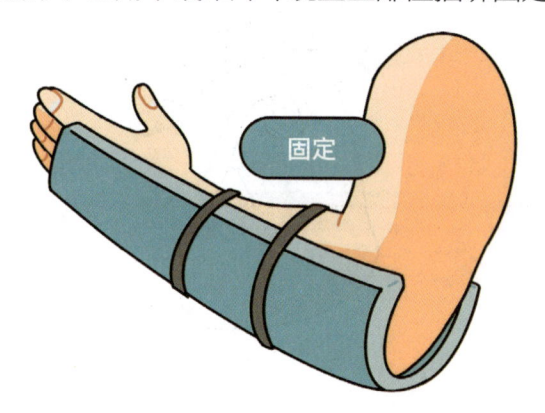

3. 保持体位

让伤员保持舒适的休息体位，并尽量减少移动，以减少出血量。

4. 拨打急救电话

如出血量过大，请尽快拨打"120"急救电话进行求救，告知地点和伤员情况，以便专业医疗人员及时救援。

三、预防外伤动脉出血

（1）避免外伤。尽量避免受到可能导致血管损伤的外力，如撞击、切割、挤压等。

（2）提高自我保护意识。在参加高风险活动（如体育运动、建筑施工等）时，佩戴适当的防护装备，如护腕、护膝等，以减少外伤的发生风险。

（3）在日常生活中，如果遇到外伤，尤其是怀疑有动脉出血的情况，应立即采取止血措施，并尽快就医。避免盲目拔出异物或清理伤口，以免加重出血和组织损伤。

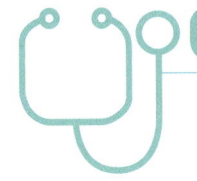

第二节 静脉出血

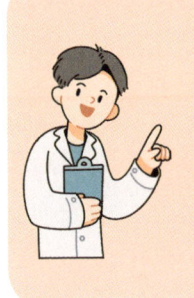

静脉出血是指静脉血管破裂致使血液流出血管外，多见于急性破裂性出血，如外伤、宫外孕、胃底食管静脉曲张破裂等。静脉血的特点是血液流速较慢，压力较低，因氧含量相对较低，常呈暗红色，出血多发生在断裂血管的远心端。一次大量出血或长期慢性出血可引起贫血，出血量大可导致失血性休克。

静脉出血血流速度相对较为缓慢，相较于动脉出血而言可供等待救援的时间相对较长，除开出血量较大的情况，一般不会有生命危险，如果为大静脉出血，往往受呼吸运动的影响，吸气时血液流出较缓，呼气时流出较快。静脉出血一般出现在以下情况中：外伤、感染破溃、静脉曲张破裂等。

案例引入

2024年4月12日，一男子小腿有一20多年的静脉曲张，并且患处已经发黑溃烂，某天下午该男子给楼梯刷油漆，搬梯子的时候不小心碰到小腿溃疡处。顿时破溃处开始血流不止，好在及时用毛巾包住患处去往医院就诊，未造成更大危险。

在日常生活中意外频发，一不小心就会对身体造成损伤，在无法得到医生第一时间救助的情况下，知道一些静脉出血的止血知识在关键时刻十分重要。

小贴士

怎样判断静脉出血与动脉出血？

观察伤口出血状态及出血颜色。从伤口持续涌出暗红色血液多为静脉出血，静脉出血一般不会出现大量出血；动脉性出血时，伤口喷出鲜红色血液，并呈与动脉搏动同步的间歇喷射状，短时间内即可使大量血液自体内流出。

一、静脉出血一般会出现哪些症状

（1）皮下出血时表现为紫红色瘀斑或血肿。

（2）出血部位发生肿胀，皮肤表面变得温热。

（3）出血处的肿胀和压力可能引发痛感。

（4）消化道出血时患者可能会呕吐出暗红色血液或暗黑色的"咖啡渣"状物质。

（5）并发症。①贫血：失血过多时出现，表现为虚弱、疲倦、头晕、心慌等；②休克：大量出血导致血压下降，可能出现头晕或晕厥，为了维持血液循环，心率可能会加快，更严重时表现为意识丧失、皮肤苍白、脉搏微弱等。

二、当发生静脉出血时我们可以做些什么

1. 止血

（1）直接压迫止血法

针对较为表浅的静脉出血，可以采取直接压迫止血法。

● 用干净的纱布或其他敷料敷在伤口上，用手按压止血。按压的同时抬高受伤部位，使其超过心脏水平线。为作好自我防护，救助者务必戴上橡胶手套或把干净的塑料袋套在手上操作。

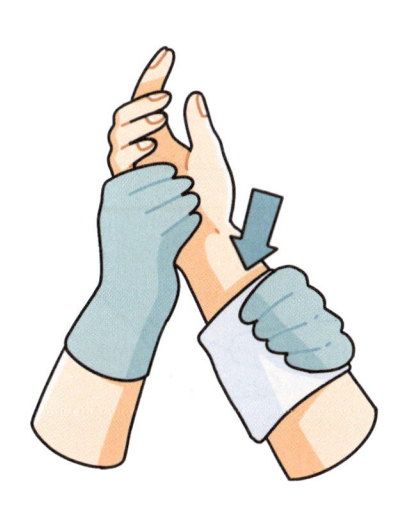

（2）填塞法

●适用于广泛而深层的软组织损伤，如腹股沟或腋窝等部位活动性出血。先用1～2层大的无菌纱布覆盖伤口，以纱布条、绷带充填其中，再加压包扎。

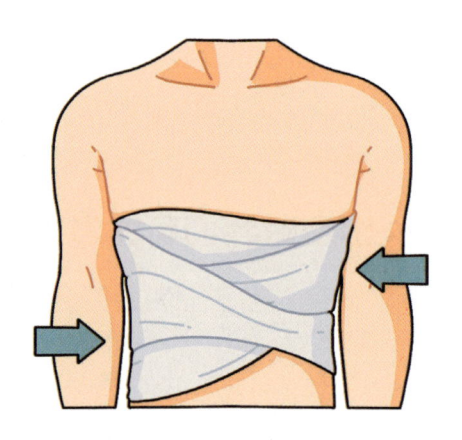

（3）环形包扎法

●无菌纱布（或干净毛巾等）填盖于创口处，用绷带进行环形缠绕，第一圈拿出前端一角，反折回来压在第二圈下面，最后一圈的带尾用胶布固定，或剪成两条，分左右绕回打结。

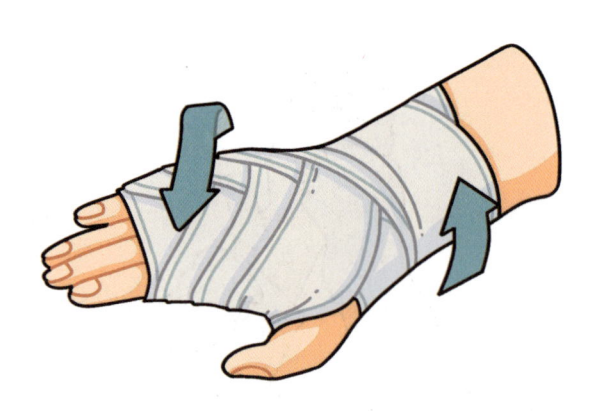

第四章 出血的创伤急救

注意事项

- 以上几种方法实行过程中，需要尽可能地保证伤口清洁，创面及其周围用清水、凉开水或生理盐水冲洗干净。冲洗时自伤口中心向外冲洗。擦洗过伤口外围的棉球，不可再去擦洗伤口，以免伤口被污物、病菌感染。
- 用以包扎的材料也需要尽可能地保证干净，避免伤口感染。
- 止血带结扎力度要适中，不宜过紧、过松，静脉出血时尽量以血液不会大量渗出为宜。

2. 固定

当出血量较大时，在止血的基础上，需对出血部位进行固定，以免因活动引起止血不佳。可使用绷带、三角巾或布片环绕止血部位捆绑固定。

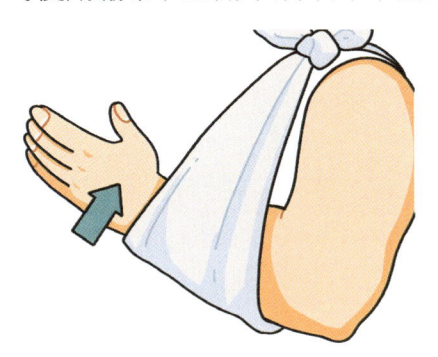

3. 保持体位

让伤员保持舒适的休息体位，并尽量减少移动，以减少出血量。

4. 拨打急救电话

如出血量过大，请尽快拨打"120"急救电话进行求救并告知地点和伤员情况，以便专业医疗人员到来及时救援。

三、关于静脉曲张

静脉曲张是指由于血液淤滞、静脉管壁薄弱等因素,导致的静脉迂曲、扩张。身体多个部位的静脉均可发生曲张,临床可见的有食管胃底静脉曲张、精索静脉曲张及腹壁静脉曲张等。静脉曲张最常发生的部位在下肢,值得强调的是,静脉曲张是其他病变的继发表现。

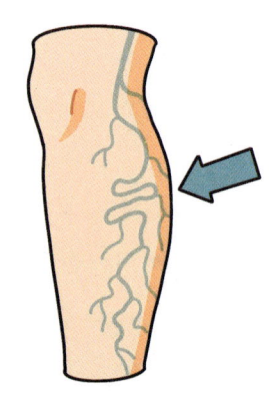

如果出血是由静脉曲张引起的,不建议用手捂,可尝试用手指按压出血的部位,并保持 10～15 分钟。

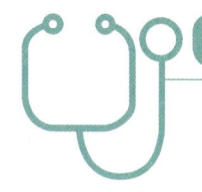

第三节 耳、鼻出血

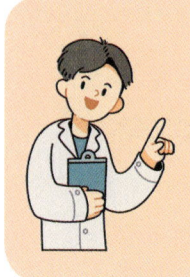

耳出血是耳部病变的症状之一,可为单纯出血,也可为血性耳溢。鼻出血,是指血液由鼻腔流出,常由鼻、鼻窦及其邻近部位局部病变、外伤,以及某些影响鼻腔血管状态和凝血机制的全身性疾病引起,是鼻科常见症状和急症之一,其出血的严重程度与出血速度、出血量有关。

鼻出血又称为鼻衄,是临床常见症状之一,冬、夏季好发,常因外伤如抠挖、跌碰、撞击、爆炸等所致。儿童及青壮年的出血部位大多在鼻中隔前下部的易出血区（Little 区）；中老年人，尤其是伴有高血压和动脉硬化的男性，出血部位多见于鼻腔后部，位于下鼻甲后端附近的鼻咽静脉丛。

耳出血常发生于耳鼓膜穿孔或颅底骨折时。鼓膜是一片具有一定韧性的薄膜，位于外耳道深部，是人体声音传导系统的重要组成部分。鼓膜易受直接损伤或间接冲击而破裂。直接损伤多见于掏耳朵或取异物时将镊子、发卡等伸入外耳道过深，以致刺破了鼓膜。间接冲击多见于爆破时的声波击破鼓膜；亦可因跳水、拳击耳部或滑冰时突然跌倒而使鼓膜被震破。当头部外伤造成颅底骨折时，也可伤及鼓膜使之破裂。鼓膜一旦破裂，伤者耳内会突然感到剧痛，继之出现耳鸣、耳聋并有少量血从外耳道流出，严重时伴有眩晕、恶心、呕吐等，应尽快送医院检查治疗。

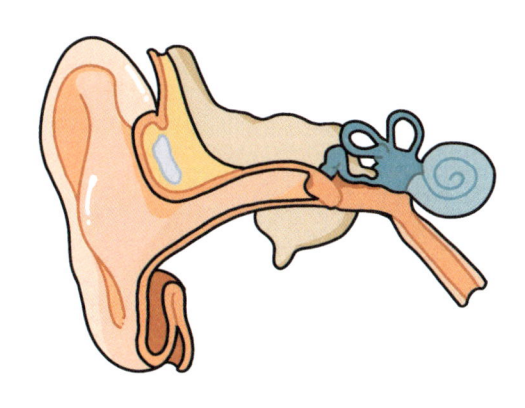

耳朵的结构

小贴士

维生素 C 有助于减少出血，促进伤口愈合和增强免疫力，而维生素 K 对凝血至关重要，缺乏时会导致出血风险增加。两者共同作用，对预防和治疗出血性疾病有积极影响。

维生素 C 主要存在于各种新鲜的蔬菜和水果中，鲜枣、刺梨、柿子椒、大白菜等，含量尤其丰富。动物性食物中仅在肝、肾中含有少量的维生素 C。人类维生素 K 的来源有两方面：一方面来源于食物，另一方面由肠道细菌合成，后者占 50%～60%。食物中的维生素 K，绿叶蔬菜含量较高，其次是内脏、肉类与奶类，水果及谷类含量较低。

一、当发生耳、鼻出血时我们应该怎么做

1. 耳出血

（1）病人半卧位，头偏向伤侧，以利于血性液体流出。

（2）用干净棉签清除外耳道内血块及污物。不能让它们堵塞耳道，应使其外流。

（3）严禁用任何滴耳剂，不要用水清洗耳道。

（4）如病人出现神志不清或剧烈呕吐，多伴有颅骨骨折或颅脑损伤，应立即送往医院治疗。

2. 鼻出血

（1）指压法：出血量少且出血点在鼻腔前部的患者（尤其是儿童和青少年）可用。患者静坐低头，手指捏紧双侧鼻翼或将出血侧鼻翼压向鼻中隔10～15分钟。如果血仍然没止住，可能没能有效压迫出血点，可向上再压紧，延长压迫的时间。同时，用冷水袋或湿毛巾敷前额和颈部，促使血管收缩，减少出血。

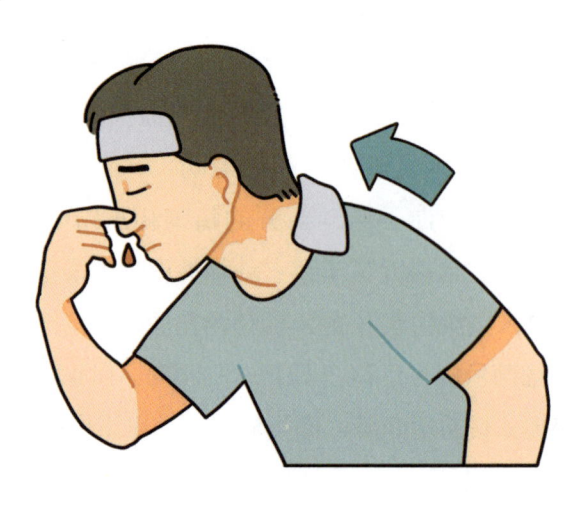

（2）收敛法：如果家中有止血粉、麻黄碱滴鼻剂等，可蘸在棉片上，塞入鼻腔，然后寻找出血点，并用手指加压。

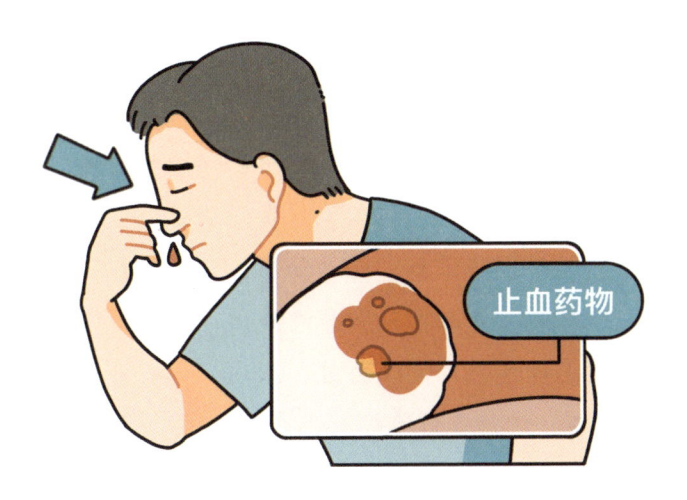

止血药物

（3）鼻腔填塞术：无菌凡士林纱条鼻腔填塞术是目前治疗鼻出血的主要方法，填塞物通常 24～48 小时 1 次或分多次取出。

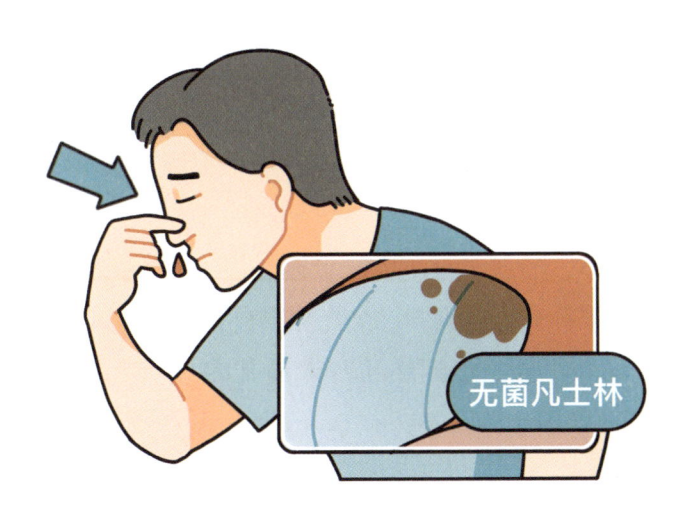

无菌凡士林

> **注意事项**
>
> ● 鼻出血时头向后仰并无止血作用,因为血液会顺势流入喉咙,导致呛咳或呕吐。
>
> ● 用以止血的材料也需要尽可能地保证干净,避免伤口感染。
>
> ● 当颅底骨折引起鼓膜破裂时,可能会从外耳道流出清亮或血性液体,这种液体就是脑脊液,临床上叫作外伤性脑脊液耳漏。此时,不要用堵塞外耳道的方法止血,伤者如果意识清楚,可让其保持侧卧姿势,头倾向出血侧,让血水或脑脊液流出,否则会给中耳道造成压力,还可能造成逆行感染,使细菌进入颅内,带来更大的危害。应将患者立即送往医院,进行专科治疗。
>
> ● 耳鼓膜破裂后,洗面、洗头、洗澡时,注意不要将水灌进外耳道,同时应尽量做到不擤或少擤鼻涕,以免气体和鼻涕经咽鼓管进入鼓室,引起中耳炎。

二、耳、鼻出血的预防

(1)注意鼻部卫生,不要挖鼻。挖鼻是个不良习惯,会损伤鼻黏膜,是鼻出血的常见原因之一。

(2)锻炼身体,增强体质,减少或避免上呼吸道感染的发生。

(3)多吃水果补充维生素C,多吃蔬菜补充维生素K。

(4)教育幼儿不要将任何物品塞入鼻孔内,以免进入鼻腔后形成异物,损伤鼻黏膜血管引起鼻出血。

参考文献

[1] 王胜红, 李秀梅.外伤出血的急救护理[J].养生保健指南, 2019, (35): 148.
[2] 陈仁辉.现场急救[M].厦门: 厦门大学出版社, 2022.
[3] 王育珊.急症的识别与处理[M].北京: 华夏出版社, 2005.
[4] 马文元, 李长贵.护理学辞典[M].长春: 吉林科学技术出版社, 1991.
[5] 王莉, 钟成.家庭应急与急救全书[M].青岛: 青岛出版社, 2005.
[6] 高玉琪, 安传国.护士必读[M].北京: 中国人口出版社, 2018.
[7] 胡少华.灾害救援与护理手册[M].合肥: 安徽大学出版社, 2019
[8] 郭长青, 郭妍.耳部反射区速查[M].北京: 中国科学技术出版社, 2022.
[9] 王富春, 周丹.临床腧穴特种疗法备要[M].上海: 上海科学技术出版社, 2021.
[10] 王永斌, 王根在.高龄老人照护手册[M].2版.上海: 上海科学普及出版社, 2020.
[11] 杨春, 李侠, 吕小花, 等.临床常见护理技术与护理管理[M].哈尔滨: 黑龙江科学技术出版社, 2022.
[12] 杨在春, 陈惠中, 刘秉寿, 等.家庭伤病救治100例[M].北京: 金盾出版社, 1991.
[13] 张峰, 李云英, 韩树华, 等.实用症状与体征鉴别诊断学[M].长春: 吉林人民出版社, 2009.

第五章

骨、关节、软组织损伤的急救

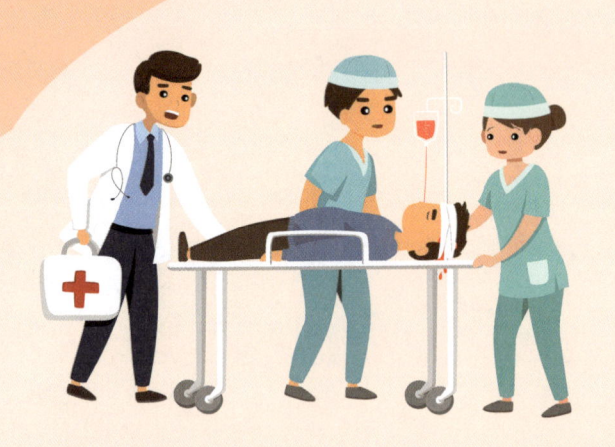

第一节 骨　折

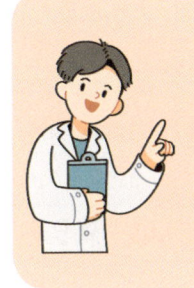

骨折是由于外力的作用，破坏了骨的完整性或连续性。骨折多见于儿童及老年人，中青年人也时有发生。常为一个部位骨折，少数为多发性骨折。经及时、恰当的处理，多数病人能恢复原来的生理功能，少数病人可遗留不同程度的后遗症。

我们平时会听到"骨裂""骨断"与"骨碎"的说法，且一般认为骨断和骨碎是骨折，骨裂不是骨折。其实不然，这三种都属于骨折。之所以提出这个话题，主要是因为临床上人们对碎裂成三块以上的骨碎、一般会发生移位的骨断是重视的，而轻视没有移位的骨裂。通常情况下，人受到外伤后会出现局部的疼痛、肿胀、瘀斑及功能障碍，但仅有这些现象还不能确定是否骨折，因为这些特征只是一些非特异性的表现，即使没有骨折，当软组织损伤、韧带扭伤、关节脱位时也会出现这些情况，而一旦出现这些情况则要警惕是否发生了骨折。除上述情况外，发生骨折时还会有一些特有的局部表现，如骨折部位出现畸形，如成角或旋转畸形及肢体突然缩短，本来平直的地方突然弯曲或旋转，或不是关节的地方出现类似关节的异常活动，或搬运过程中在两骨折断端出现轻微的骨摩擦音。存在这些情况中的一项即可认为有骨折发生。

> **小贴士**
>
> 骨折好发人群通常包括老年人、儿童和运动员。老年人由于骨质疏松、骨骼脆弱容易发生骨折；儿童由于活泼好动、骨骼未发育完全容易发生骨折；而运动员由于运动过程中受伤的可能性较高，也容易发生骨折。

一、骨折容易发生在哪些部位

易骨折的部位有手指、脚趾、腕关节、髋关节、股骨颈等，建议出现骨折后要积极治疗，尽早治疗骨折才能尽快恢复肢体功能。

（1）手指：手指骨骼比较细，由多个小骨头组成，在受到暴力外伤、剧烈运动时很容易发生骨折。

（2）脚趾：脚趾是除踝关节以外活动度较多的部位，并且位于足的前端，很容易发生外伤引起骨折，通常是由跌倒或扭伤所引起的。

（3）腕关节：腕部是人体中最易受伤的部位之一，因为腕部处于手臂和手之间，承受着很多的压力。腕部骨折通常是由于跌倒时手撑地或手部受到剧烈冲击所引起的。

（4）髋关节：髋关节是人体上肢和下肢力量转换的枢纽，老年人骨质疏松，在不小心摔倒后，会使髋关节过度扭转，从而出现骨折。

（5）股骨颈：老年人股骨颈部位血液循环较差，骨质疏松，一旦受到外力撞击，很容易发生骨折。

此外，脊椎、肋骨、肘关节等也容易出现骨折，在骨折后要注意避免乱动，多休息，以免造成二次伤害，治疗期间要定期复查身体，了解恢复情况。

二、当发生骨折时我们可以做些什么

1. 颅骨骨折

颅骨骨折常由钝器作用或者穿透伤所致。线状骨折占80%，剧烈撞击可导致颅骨粉碎性骨折，碎骨片可压迫并损伤脑组织。颅底骨折通常为剧烈、间接的暴力冲击引起，如车祸等。

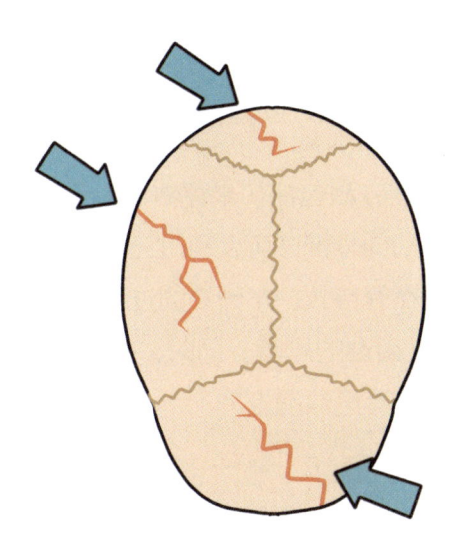

颅底骨折者鼻腔、口腔、外耳道流出清亮或血性液体（脑脊液），眶周、乳突、耳下可见瘀斑（通常在损伤发生数小时后出现）。

当发现伤员颅骨骨折时，救助者需做到以下几点：

（1）确保环境安全，做好自我防护。

（2）使伤员平卧，头部略抬高，立即启动急救系统。

（3）严禁伤员擤鼻涕，切勿冲洗和（或）填塞伤员外耳道、鼻孔。

（4）密切观察伤员意识、呼吸、脉搏，保持呼吸道通畅。

2. 肋骨骨折

单纯胸部外伤和剧烈咳嗽等可引起肋骨骨折。

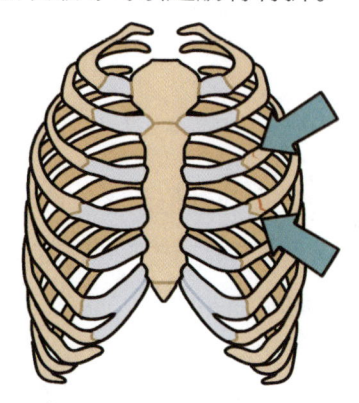

在胸部外伤中，肋骨骨折和外伤性血胸、气胸、胸壁挫伤等都是发生频率比较高的损伤。

肋骨骨折的现场处理方法包括初步评估伤者状况并拨打"120"急救电话。对于闭合性的单处肋骨骨折，可以利用三角巾或布带将患侧固定，以减少胸廓的活动和疼痛。在等待救护车到来的过程中，应保持伤者处于坐位，避免平躺，以减少呼吸困难的风险。同时，密切观察伤者的呼吸和意识状态，必要时进行心肺复苏等急救措施。

> **小贴士**
>
> 不同部位肋骨骨折常合并不同的器官损伤。
> - 第1～3肋骨：血气胸、呼吸道和大血管损伤等。
> - 第4～9肋骨：连枷胸、血气胸、肺挫伤等。
> - 第10～12肋骨：连枷胸、血气胸、肺挫伤及腹腔内器官损伤。

3. 四肢骨折

（1）找寻木棍、手杖、硬纸板或树枝等固定断肢，减少骨折给伤员带来的痛感，避免在搬运过程中周围组织发生二次损伤。就地取材的固定物长短须超过骨折处两个相邻关节之间的长度。

（2）若未找到固定物，可将伤员受伤的上肢绑在胸部，受伤下肢同健侧下肢绑在一起。

（3）小心转运伤员，注意伤处保暖。

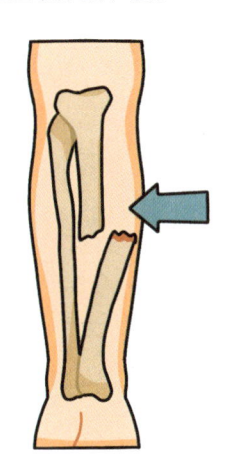

4. 脊柱骨折

（1）就地检查，不宜搬动，重点检查有无其他合并伤。

（2）在转运伤员时最好选择硬担架或木板，搬运前先将伤员的双下肢伸直靠拢，上肢紧贴躯干，由地面平托搬运至担架或木板上，并尽量固定住颈椎、胸椎、腰椎。

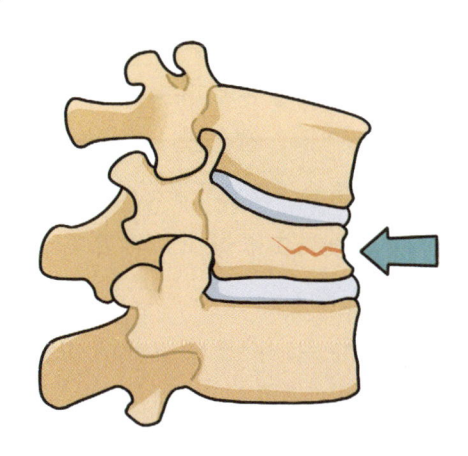

5. 盆骨骨折

对于骨盆骨折伤员的救助和搬运，要像脊柱损伤一样平行搬运，尤其是骨盆部和双髋部不可挤压、扭曲和牵拉。搬运工具最好选择木板、硬担架或平车。

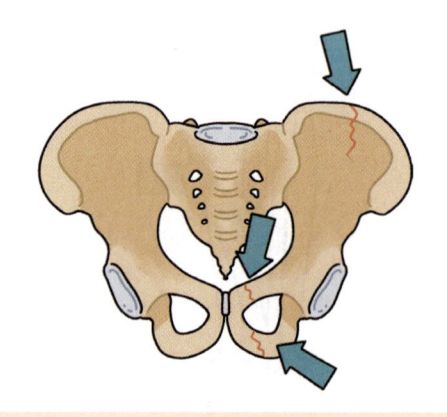

注意事项

- 不要急于搬动伤员。
- 由于骨折发生时情况大多非常复杂，不建议非专业人员进行过多处理，最重要的是照顾伤员情绪，并根据上述内容进行简单处理。
- 用以包扎的材料也需要尽可能地保证干净，避免伤口感染。
- 开放性骨折或发生出血时，应马上进行止血、消毒和包扎，避免病菌侵入骨髓引起骨髓炎。
- 用夹板或树枝、木棍等物妥善固定骨折部位，厚纸板、杂志等也可以利用。
- 固定物不要直接接触伤处，应该用棉花或布料等柔软物品垫在中间。
- 要让脊椎骨折伤者平躺在木板上，再在其颈部或其他受伤部位用软布或毛巾绑扎固定好伤部。
- 进行简单的急救工作后，即可小心地将伤员送往医院的急诊科或骨伤科进行治疗。

三、骨折后的护理

1. 保证充足的休息

保证充足的休息，有利于骨折部位康复，避免做重体力劳动，若是有严重的症状必须卧床休息，需要长时间卧床休息的伤员，应尽量选择木板床。

2. 防止发生压力性损伤

因为骨折后伤员无法活动，所以需要长时间卧床，这会导致受到压迫的部位血液循环不畅，从而出现压力性损伤。伤员可在病情允许的情况下做简单的运动，也可对受压的部位进行适当按摩，以促进血液循环。

3. 做相关的功能锻炼

伤员康复期间，在能力范围内可以适当做功能锻炼，让受伤的肢体肌肉舒缩，促进周围组织的血液循环，加快骨折愈合的速度，防止肌肉出现萎缩。条件允许的情况下尽早活动有利于防止压力性损伤、坠积性肺炎和深静脉血栓等并发症。

4. 骨折后的饮食调理

多吃清淡开胃的食物如蔬菜、水果、鱼汤。平时可以多食用含钙、磷、铁丰富的食物如肉类、牛奶，以帮助骨折部位的康复。骨折后，尽量少吃一些容易引起胀气的食物如糯米、薯类等。平时可以对骨折部位进行热敷，能加快血流速度。

5. 保持良好的心态

生病期间尽量保持心情愉悦，这样更有利于身体恢复。

第二节

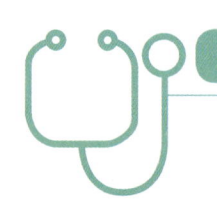

关节脱位

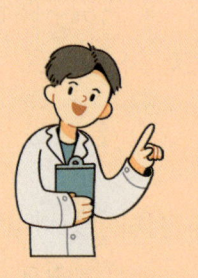

> 广义的关节是指骨与骨之间的连接，包括直接连接与间接连接两大类。狭义的关节，仅指骨与骨的间接连接。骨与骨的直接连接可分为纤维连接、软骨连接和骨性连接。间接连接是指相对骨面间相互分离，仅借其周围的结缔组织相互连接，这是骨连接的最高形式，称为滑膜关节，一般称为关节。关节脱位是指组成骨关节骨端关节面的正常对合关系因外力或病理的破坏而移位者，称为关节脱位，也称为"脱臼""关节错位"等。

关节脱位一般会有明显的外伤史，常见的关节脱位有婴幼儿的桡骨小头半脱位，成年患者的肩关节脱位、髋关节脱位，其他还包括肘关节脱位、寰枢关节半脱位等。相信有一小部分人在小时候都经历过关节脱位，常发生在玩耍时，用力过大导致身体某处关节脱出。在身体发育的关键时期发生这种情况需要及时进行处理，否则很有可能留下后遗症。除此之外，经常进行剧烈运动的人群、先天关节发育不良的人群、患有关节病变者、有关节脱位病史者同样容易发生关节脱位。懂得关节脱位的急救知识，在日常生活中非常重要。

小贴士

为什么儿童易发生关节脱位？

儿童身体内部的骨骼系统在青春期之前软骨成分较多，有机物构成比例大于成年人，关节部位的韧带与关节囊的延展性较大，关节稳定性差。因此，儿童在运动损伤中不容易出现骨折但易发生关节脱位。

一、关节脱位的临床表现

（1）畸形：关节脱位后肢体明显畸形。

（2）弹性固定：由于脱位关节面失去正常的对合关系，关节周围受韧带、肌肉牵拉及关节囊的牵制，使患肢固定在异常的位置，被动活动时感到弹性抗力。

（3）疼痛：脱位的关节造成周围软组织不同程度的损伤和撕裂，因而患者可感到关节局部疼痛，损伤越严重，疼痛越剧烈。

（4）肿胀：由于关节脱位，造成关节周围软组织断裂和损伤，从而出现出血、渗出、水肿等病理变化，导致局部肿胀。

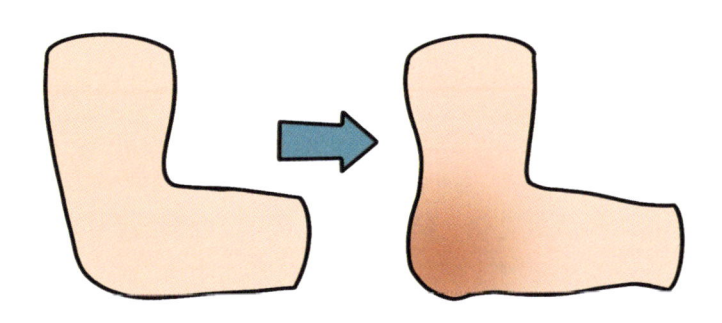

（5）瘀血及瘀斑：肘关节等表浅的关节脱位时，此症状较明显。

二、当发生关节脱位时的应急处理

（1）扶伤员坐下或躺下，尽量舒适。

（2）不要随意搬动或揉受伤的部位，以免加重损伤。

（3）用毛巾浸冷水或用冰袋冷敷肿胀处30分钟左右，可减轻肿胀。

（4）按骨折固定的方法固定伤处。在肿胀处可用厚布垫包裹，用绷带或三角巾包扎固定时应尽量宽松。

（5）在可能的情况下应垫高伤肢，以利于缓解肿胀。

（6）每隔10分钟检查一次伤肢远端的血液循环情况，若循环不好，应及时调整包扎。

（7）尽快送伤员到医院检查治疗，必要时呼叫救护车。

三、急救

必要时针对不同的关节脱位可以采取以下方式进行急救。

1. 肩关节脱位

取三角巾两条，其中一条斜跨胸背部于健肩上打结，用以悬挂患肢前臂；另一条三角巾折叠成宽带，绕过患侧上臂，在健侧腋下打结固定，并尽快就医。

第五章 骨、关节、软组织损伤的急救

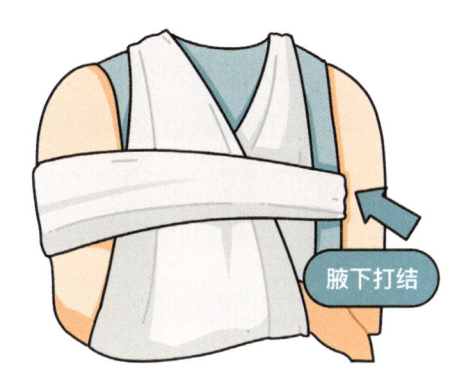

腋下打结

2. 肘关节脱位

把铁制托板弯成合适角度，置于患肢肘后，然后绷带缠稳，再用悬臂带挂起患肢前臂。如无铁制托板，可用普通托板代替。也可用肩关节脱位急救法急救，并尽快就医。

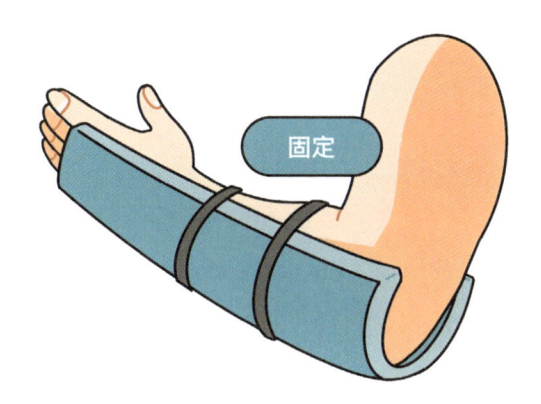

固定

3. 腕关节脱位

腕关节脱位的现场急救处理应迅速而谨慎。

首先，判断脱位的严重程度，脱位的程度分为不同的级别。轻度脱位是指关节的偏移量较小，伴有一定的疼痛和肿胀，而重度脱位则是关节明显偏移，可能伴随粉碎骨折和软组织损伤，注意不要随意移动受伤部位以免加重伤害。

其次，稳定患者情绪，避免其因疼痛和恐慌而加剧伤情。接着，用冷敷减轻肿胀和疼痛，同时尽快用三角巾或绷带将伤手固定在胸前，以减少进一步损伤。避免自行复位，因为这可能会加重损伤。

最后，尽快将患者送往医院，由专业医生进行诊断和治疗。在整个过程中，救助者要保持冷静，确保患者舒适，并尽快获得专业医疗援助。

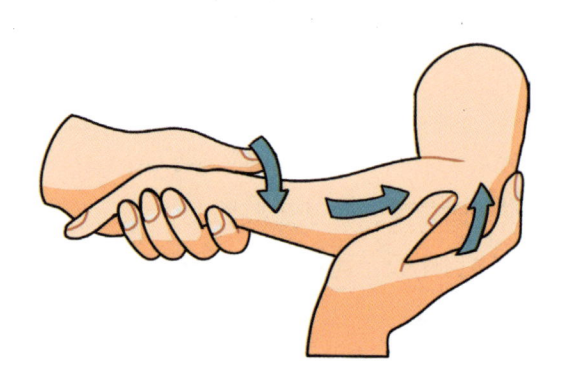

4. 髋关节脱位

在临床上，髋关节脱位的治疗须在全身麻醉或椎管内麻醉下进行，因此非专业人员在遇到此类情况时不要轻易尝试自行复位，否则很有可能对坐骨神经、股骨头等造成损伤。

当发生髋关节脱位时，救助者应做如下处理。

（1）安抚伤员情绪。

（2）检查伤员是否受到其他伤害。

（3）固定受伤部位。

①选择合适的固定材料：夹板、绷带、三角巾等。确保所选材料足够坚固，且不会对受伤部位造成额外的压力。

②让伤员保持舒适的姿势（侧卧或仰卧姿势），避免受伤的髋关节承受过多的压力。在固定过程中也要尽量让伤员保持舒适。

第五章 骨、关节、软组织损伤的急救

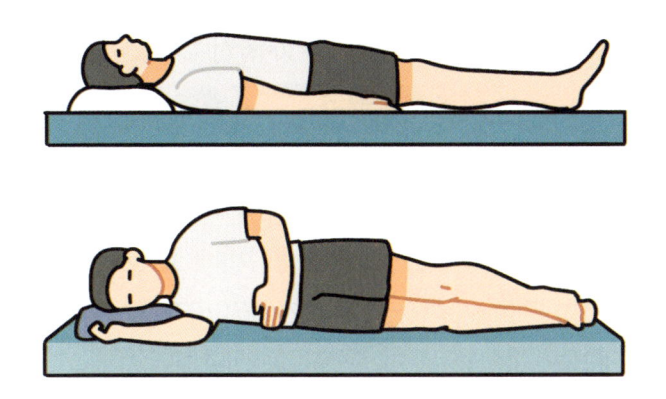

③固定髋关节：将夹板或其他固定材料放在受伤的髋关节两侧，然后用绷带或三角巾将其固定在适当的位置。确保固定材料紧贴受伤部位，但不要过紧以免影响血液循环。

④固定大腿和小腿：将伤员的大腿和小腿分别用绷带或三角巾固定在一起，以保持关节的稳定，同样注意保持适当的松紧度。

⑤检查固定效果并确保固定后伤员没有不适或疼痛加重的情况。

（4）冷敷：在受伤部位敷上冰袋或冷敷物，以减轻疼痛和肿胀。注意不要让冰块直接接触皮肤，以免冻伤。

（5）及时送医。

注意事项

- 没有整复技术和经验的人，不可随意作整复手法，否则会加重伤情，影响关节功能的恢复。
- 夹板和绷带应在脱位后所形成的姿势下进行固定。
- 固定后尽快送医院处理，争取早期复位。

四、关节脱位的预防

（1）加强锻炼，提高关节附近的肌肉力量。

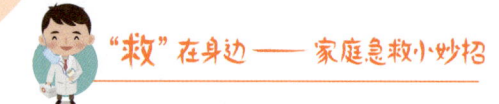

（2）避免外伤，生活中要注意回避外伤对关节的损害，如电击会造成肌肉收缩，使肌肉失衡而导致关节脱位。

（3）运动时注意热身，避免肌肉突然发生收缩。

（4）加强营养，预防骨质疏松，因为骨质疏松也可能会造成关节脱位。

（5）为了预防关节脱位，在日常生活中，一定要注意不要用力去拉扯身位，尤其是用力拉胳膊，容易出现肩关节脱位的现象，尤其是儿童，一旦儿童时期出现了脱位，很容易形成习惯性关节脱位。

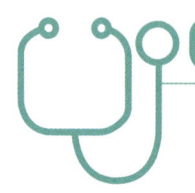

第三节 拉伤和扭伤

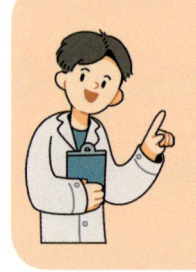

> 肌肉韧带拉伤、关节扭伤是指关节活动范围超过正常限度时，造成附在关节周围的韧带、肌腱、肌肉的损伤。四肢关节或躯体部的软组织（如肌肉、肌腱、韧带、血管等）损伤，表现为损伤部位疼痛肿胀和关节活动受限，而无骨折、脱位、皮肉破损等情况。

拉伤、扭伤属于外科机械性损伤，既是运动中最多见的损伤，也是日常生活中常发生的一类损伤。由于拉伤、扭伤多无皮肤或黏膜的破损，所以多是闭合性的。急性拉伤多发生于激烈运动时；而慢性拉伤多是反复的过度使用肌肉后形成的。轻微的扭伤，韧带纤维只有少许的撕裂；中度扭伤是某一韧带的部分断裂，产生部分功能丧失；严重的扭伤是韧带本身的完全断裂，常需住院通过外科手术修复。拉伤和扭伤常发生在四肢关节部位，而四肢关节部位又以踝关节、膝关节常见。

生活中，意外时有发生，在此时，我们切记不要慌乱，对于拉伤、扭伤等闭合性损伤，要及时采取早期处理手段，这对于损伤部位的康复及功能恢复，都是至关重要的。

> **小贴士**
>
> **运动防护用具**
>
> 运动防护用具是保护我们在运动中免受伤害的一种穿戴装备，一般可分为护头、护肩、护手、护肘、护腕、护腰、护腿、护膝、护髌骨、护踝、组合运动护具、其他运动护具等，对人体有一定的保护作用。

一、拉伤、扭伤后一般会出现哪些症状

1. 肌肉拉伤

急性拉伤的伤员会感到突发的、严重的、无法忍受的疼痛，疼痛减轻后，局部仍会有压痛，被动伸展患处会引起疼痛。

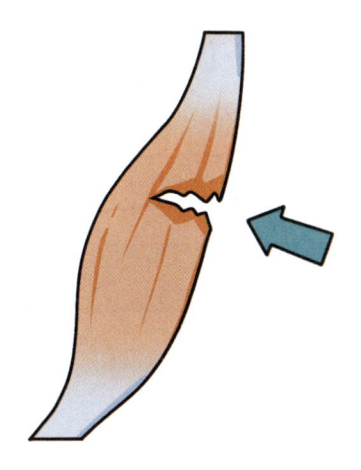

2.关节扭伤

扭伤局部有疼痛、肿胀、皮肤青紫和关节活动障碍等表现,其程度与损伤程度成正比。

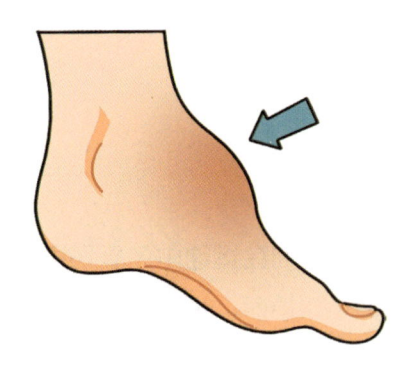

二、当发生拉伤、扭伤时我们可以做些什么

(1)抬高患肢,卧床休息:促进静脉血液回流,减少充血,帮助肿胀消退。发生拉伤和扭伤后,患肢应减少活动和受力,必要时可卧床休息。

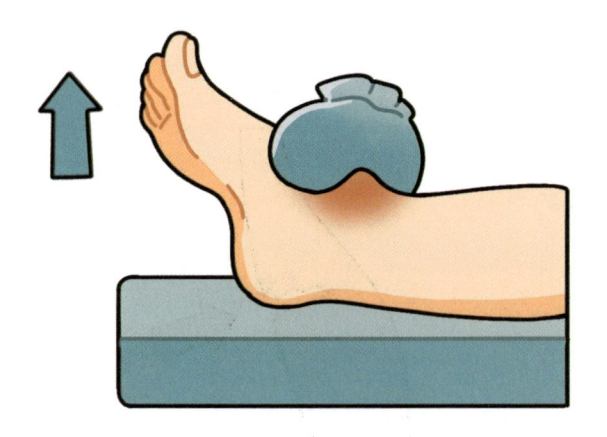

(2)间歇冷敷:伤后1~2天间歇性地冷敷,每次以不少于10分钟、不超过30分钟为宜,一般15~20分钟,每次治疗间隔30~60分

钟，一般 4～6 次 / 天，严重时可适当增加次数。可用冰袋（袋中装入 1/2 碎冰块，加入适当凉水，使其 2/3 满，挤压出空气，封紧，防止外溢，用湿毛巾包裹使之更凉）、冷水袋、冷湿毛巾等冷敷患部。

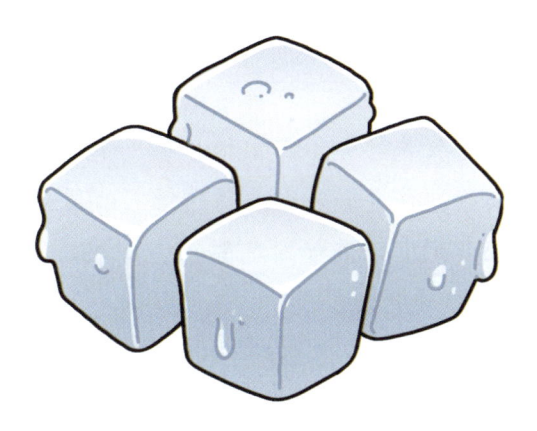

（3）热敷：冷敷使得肿胀明显消退 2 天后开始热敷，热敷时间是每次 15～20 分钟，不宜过长。热敷的方法是热毛巾湿敷，温度应在 50～60℃，不能过高，以防烫伤。热敷可使肌肉松弛，缓解疼痛，促进血液循环，以增加局部的血液供应及营养，提高伤员的舒适感，有助于恢复关节的活动度。

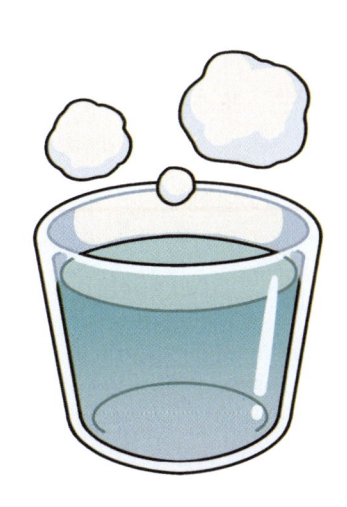

（4）冷敷或热敷之后给伤员使用弹性绷带包扎，可限制水肿并起支持作用，同时口服舒筋活血的中成药，促进损伤组织愈合。

注意事项

- 在家庭劳作中发生的并不严重的拉伤、扭伤，很可能由于缺乏护理知识，在拉伤、扭伤开始时即采用热敷，结果适得其反，促进了伤处水肿。这类伤病的护理在于时间概念，即以两天为界限，伤后2天内用冷敷，2天后改为热敷。
- 冷敷、热敷时长同样需要注意，避免过长对身体造成损伤。
- 在按照上述方法自行处理后，伤情未见好转甚至加重时则需要去医院检查治疗。

三、预防拉伤、扭伤

首先，要提高自我保护意识，加强自我保护方面的学习。

其次，运动前要注重准备活动，积极牵拉肌肉。准备活动具有提高肌肉温度，减少肌纤维粘连、提高内脏器官的功能和调节心理状态等作用。

第三，注意加强易伤部位肌肉的力量和柔韧性练习。

第四，合理安排运动量，纠正和改进动作和技术上的缺点。

第五，习惯佩戴运动护具。

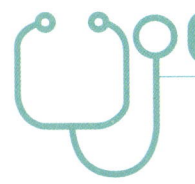

第四节 脊柱损伤

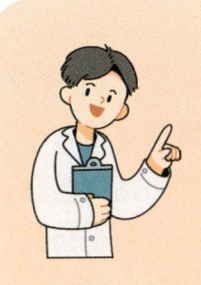

> 脊柱有两个重要功能：一是保护柔软的脊髓，二是构成支撑人体的脊骨。成人脊柱由26块椎骨组成。每一节椎骨之间有软骨盘，运动时在椎骨间起缓冲作用。脊柱损伤为涉及脊柱结构的损伤，可以是脊柱骨性结构的损伤，表现为骨折、脱位、韧带损伤；也可以波及脊柱中所容纳的重要神经结构——脊髓，而造成严重的脊髓损伤。

脊柱损伤包括骨骼、韧带损伤及脊髓损伤，常因直接暴力或间接暴力引起。骨骼、韧带损伤包括：椎体压缩性骨折、粉碎性骨折、半脱位，以及韧带和肌肉的过度牵拉、撕裂使椎体失去稳定性。常见的情况是头部撞击到一个物体上，头部突然停止运动而身体仍然处于运动状态，引起颈椎过度屈曲、后伸和旋转，造成骨折和肌肉韧带撕裂。例如，突发车祸时未系安全带导致头部撞击挡风玻璃或座椅；或者从高处以站立姿势着地后，头部和胸部的重量传递到腰椎，导致腰椎骨折；还有，突然或过度的侧向弯曲，或者一部分椎体静止而其余椎体发生纵向运动时造成牵拉损伤（脊柱的过度牵引）等情形。脊柱骨骼、韧带损伤一般以一种类型的暴力原因为主，但常常涉及多种原因。在日常生活中意外频发，一不小心就会对身体造成损伤，在无法得到医生第一时间救助的情况下，知道一些脊柱损伤急救知识在关键时刻十分重要。

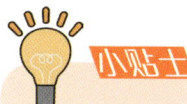

> **小贴士**
>
> 维持良好的身体姿势和定期锻炼对于预防脊柱相关疾病至关重要。
>
> 不正确的坐姿、站姿等不良体态不仅会导致脊柱问题如脊椎扭曲或侧弯，还可能影响身高发育，如盘腿坐、跷二郎腿等不良坐姿习惯会增加脊柱的压力，长期下来可能导致背部肌肉疲劳、酸痛，甚至影响骨骼的纵向发育。此外，肥胖作为一种常见的不良体态，不仅影响外观，还会对骨骼健康生长造成负面影响，增加患退行性骨关节病的风险。我们需要养成良好的日常生活习惯，包括保持正确的站姿、坐姿。正确的站姿应保持身体各部分的平衡，而坐姿则应注意保持肩膀放松，膝关节屈曲成直角，避免跷二郎腿等不良习惯。此外，选择合适的枕头和保持正确的卧姿也是维护良好体态的关键因素之一。

一、如何判断脊柱损伤

现场评估是否有脊柱损伤非常重要，因为脊柱损伤将会对脊髓产生不可逆的损害，甚至导致伤者终身瘫痪。不恰当地搬运脊柱损伤的伤员或允许伤员移动都会导致严重后果。相反，在没有明显适应证时固定脊柱也会产生不良后果。因此，在没有充分评估的情况下不应盲目处理脊柱损伤。

1. 了解受伤史

（1）运用损伤机制评估脊柱损伤可能。
①受伤时间。
②受伤地点。
③损伤因素：车祸、高处坠落、枪弹伤、刀刺伤、火器伤等。
④受伤时的姿势及先受伤的部位。
⑤受伤后搬运过程中神经症状是否加重：如伤后四肢能有微弱的活动，但通过搬运后肢体功能障碍由轻渐重，截瘫平面由低渐高，可伴有大小便失禁，说明在搬运过程中产生了继发性的脊髓损伤，这将预示损伤的预后不良。
⑥既往史：患者过去是否有脊柱外伤病史或慢性脊柱退行性疾病，以及神经系统症状，是否有明显的神经卡压症状及明显的病理反射。

（2）进行神经功能检查来确定是否存在脊髓损伤，让伤员完成举手、抬腿等动作，然后从肩往下检查到足部，明确伤员是否存在感觉缺失。检查脊柱正常生理曲线是否不规则或扭曲。

二、当发现伤员脊柱损伤时我们可以做些什么

（1）观察周围环境是否适合进行救助。
（2）条件允许时迅速将伤员撤离创伤现场，避免重复或加重创伤。
（3）对身体创口部分进行包扎，冲洗创口，止血，包扎。
①颈椎损伤的伤员，急救人员搬运途中必须保持头部和躯干在同一水平面，防止颈椎过伸、过屈和旋转，以免造成再次损伤；专人负责托起头颈部，并沿纵轴方向略施牵引，助手放置颈托并调节至合适位置；搬动期间，

要保证头颈部随躯干一同滚动，患者平卧后，用沙袋（或其他代替物）放置于头部两侧，防止伤员颈椎扭转；最后，将伤员固定于担架上。

②胸腰段脊柱骨折的伤员，在搬运过程中也应始终保持脊柱处于正中位，至少要有三个人同时搬运伤员；搬运时三人都位于伤员一侧，一人托住肩部，一人负责腰臀部，一人扶住伸直的双下肢，协调一致移动伤员，取仰卧位，并固定于转运担架上。腰部要垫小枕头或衣物。

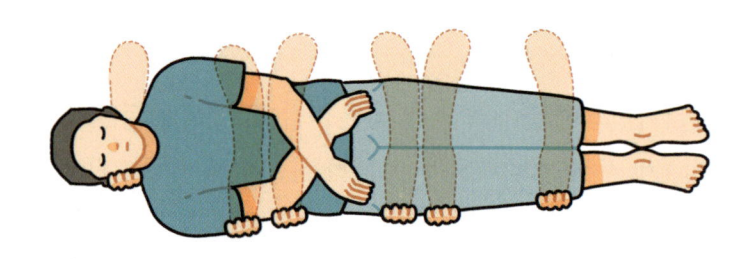

③运送中用硬板床、担架、门板，不能用软床。禁止1人抱、背，应2～4人抬担架，防止加重脊柱损伤。

注意事项

- 如果伤员发生了脊柱损伤，一定要保持脊柱的稳定性，避免脊柱出现屈伸活动或旋转活动，以免加重脊柱损伤的情况。建议伤员可以在硬板床上平卧，并且可以在患处垫软枕，保持脊柱的稳定性，可以减轻疼痛的症状。
- 脊柱损伤后，可能会导致伤员出现呼吸困难的情况，建议护理人员或家属及时帮助清理口腔内的分泌物，保持呼吸道通畅，以免导致伤员出现窒息的情况。
- 建议伤员在脊柱损伤后，尽量避免移动，以免导致损伤加重，同时，伤员应及时就医，在医生指导下通过佩戴颈托、支具等方式进行固定。

三、脊柱损伤后遗症的预防

（1）作好骨折复位工作，使骨折段恢复正常的解剖关系，消灭骨折部位的后凸畸形。

（2）伤后适当休息2～3周，使受伤软组织如肌肉、韧带及关节等充分愈合，不可过早、过多活动。等到受伤软组织愈合，即可适当开始腰背肌锻炼，增强肌肉力量，以保持脊柱生理曲度，防止软组织形成粘连，并恢复脊柱活动范围及活动能力。

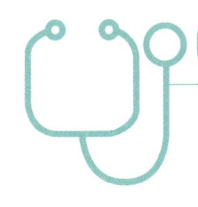

第五节 抽 筋

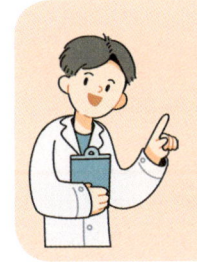

> 抽筋学名为肌肉痉挛，为肌肉突然出现的僵硬收缩，严重者出现局部肌肉疼痛难忍的症状。

抽筋常见于剧烈运动时、长时间运动后或睡眠时，可导致肌肉短暂性剧烈疼痛，有时疼痛难忍。相信大多数人都感受过抽筋的痛感，有时甚至痛到难以忍受，因此以下与抽筋相关的防治知识就非常重要了。

小贴士

补钙

食补：多吃牛奶、酸奶、奶酪、豆腐、豆干、绿叶蔬菜（如菠菜、油菜等）、坚果（如杏仁、核桃等）和海鲜（如虾、蟹）等富含钙的食物。

多吃富含维生素 D 的食物（如蛋黄），以促进钙的吸收。

多晒太阳。

一、抽筋的原因

（1）缺钙。

（2）受凉。受到寒冷后，小腿肌肉收缩而发生痉挛。

（3）过度疲劳。剧烈运动时，全身处于紧张状态，腿部肌肉收缩过快，局部代谢产物乳酸增多，从而引起小腿肌肉痉挛。

（4）睡姿不良。如仰卧时被子长时间压在脚面上，或长时间俯卧，使脚面抵在床铺上，迫使小腿肌肉被动挛缩，这是夜间突发小腿痉挛的常见原因。

（5）疾病原因。许多疾病都可引起小腿痉挛，如脉管炎、腰椎间盘突出症、腰椎管狭窄症、心脏病等，老年人腿痉挛多是由下肢动脉硬化造成。

二、抽筋时我们可以做些什么来缓解

（1）抽筋发生时，需立刻休息，并轻轻按摩抽筋部位，将抽筋部位的肌肉轻轻拉长。按摩之后继续休息，避免剧烈运动，以免造成再次抽筋的现象。

（2）若肌肉抽筋时间过长，可用热敷的办法来减轻疼痛，或在抽筋部位涂抹疏筋止痛的药水或药膏。

（3）缓解肌肉痉挛的方法如下。

①小腿抽筋

躺下，抬起抽筋的腿到垂直位，并使膝关节伸直，用手持续向下轻压前脚掌。或者坐下，一只手握抽筋一侧的脚趾，用力向身体一侧拉伸，另只一手向下压住膝盖，使腿伸直，重复动作，直至症状缓解。

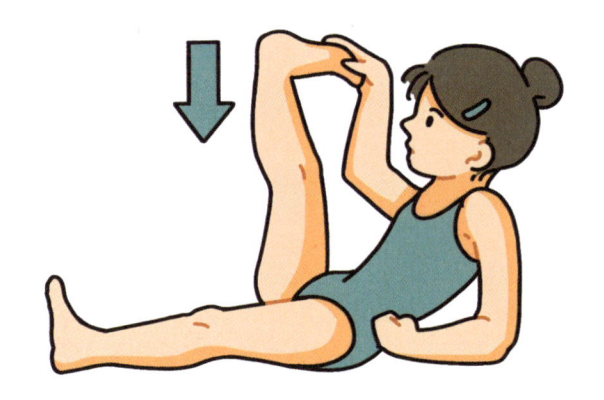

②手指抽筋

把抽筋的手握成拳头，然后再用力张开，然后又迅速握拳，重复动作直到复原。

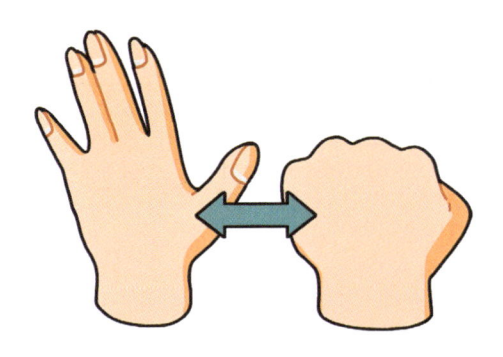

③手掌抽筋

两掌相合，未抽筋的手掌用力压抽筋的手掌向后弯，再放开，重复动作，直至复原。

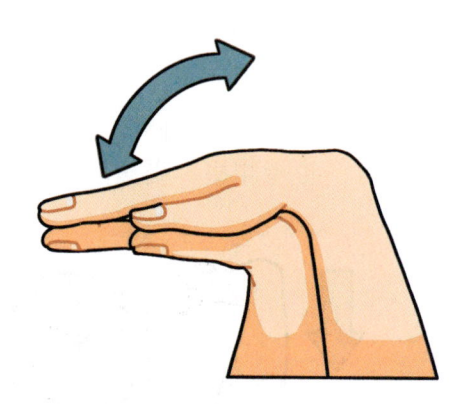

④上臂抽筋

紧握拳头，尽量把胳膊伸直，之后做弯曲—伸直动作，反向牵伸肌肉，配合快速搓擦、按揉手臂肌肉，可帮助缓解肌肉痉挛。

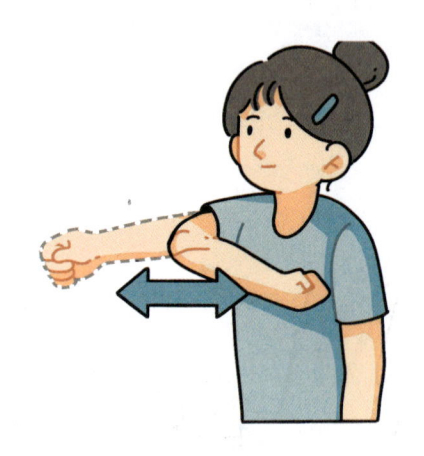

⑤足趾抽筋

用手握住抽筋的脚趾向身体一侧拉伸，重复动作，直至复原。

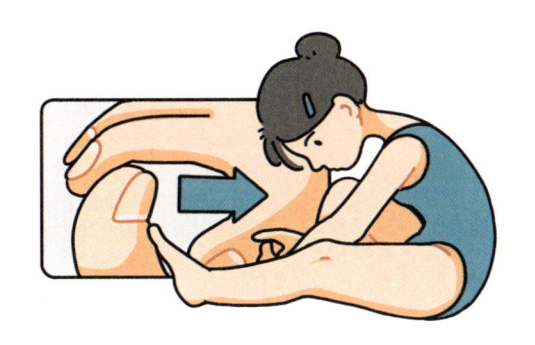

第五章 骨、关节、软组织损伤的急救

⑥大腿抽筋

将抽筋的大腿及膝盖屈曲至腹部前，用双手环抱住，再放开并将腿伸直，重复动作，直至复原。

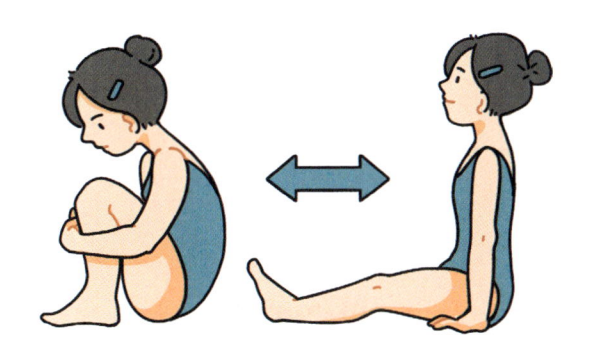

> **注意事项**
>
> ● 抽筋时保持情绪稳定，切勿慌张，尽量放松肌肉。
> ● 如再次发生抽筋现象，则要考虑是否存在过度疲劳或脱水现象，若为前者则要求立刻停止活动进行休息，后者则要补充水分和电解质。
> ● 在拉伸肌肉时，不可用力过猛，以免拉伤肌肉造成二次伤害。
> ● 热敷时要注意随时检查局部皮肤变化，如发现发红起疱，应立即停止热敷，防止烫伤。

三、抽筋的预防方法

（1）合理饮食，保持营养均衡。

（2）经常锻炼身体，防止肌肉过度疲劳。增加运动量不可过急，应该遵守每星期逐渐增加的原则。

（3）天气寒冷时注意保暖。

（4）运动前做好准备：衣服鞋袜适合运动，做好充分热身准备活动，伸展腿部、腰部、背部、颈部和两臂的肌肉；运动前后补充足够的水分和电解质。

（5）孕妇要经常改变身体姿势，每隔1小时左右活动1次，临睡前可用温水洗脚和小腿，还可根据身体的特殊需要，补充包括钙在内的营养成分。

（6）夜里抽筋的人，尤其要注意保暖，可在睡觉前伸展一下肌肉，尤其是容易抽筋的肌肉部位。

参考文献

[1] 张小康.健康宝典300篇[M].南昌：江西科学技术出版社，2022.

[2]（日）白石宪男.真正实现熟练操作 外科门（急）诊手术处置指南[M].赵晓东，于学忠译.沈阳：辽宁科学技术出版社，2021.

[3] 刘双.关于急救的那些事[J].科学之友，2024（3）：28.

[4] 李树生.院前急救技能[M].武汉：湖北科学技术出版社，2023.

[5] 袭雷鸣，李慧.实用急救手册[M].2版.北京：华夏出版社，2023.

[6] 王月香，曲文春.肌骨超声诊断[M].北京：人民军医出版社，2013.

[7] 李强.儿童运动能力发展理论与实践[M].南京：东南大学出版社，2021.

[8] 阳亚雄.实用技击医学基础[M].重庆：重庆大学出版社，2001.

[9] 关娟茹，胡彦.普通高校军训的组织原则与过程研究[M].北京：中国出版集团；研究出版社，2022.

[10] 郑霄阳.现代家庭护理技术与技巧[M].北京：人民军医出版社，2000.

[11]盖长青.家庭护理宝典[M].沈阳:辽宁科学技术出版社,1998.
[12]陈仁辉.现场急救[M].厦门:厦门大学出版社,2022.
[13]王韬.现代创伤骨科学[M].上海:上海科学技术文献出版社,2022.
[14]李敏龙.骨科疾病诊断及处理措施[M].北京:中国纺织出版社,2023.
[15]刘家良.院前急救实用教程[M].济南:山东大学出版社,2022.
[16]黄向锋,王辉.健康生活365[M].长春:吉林科学技术出版社,2022.
[17]刘东涛.揭秘抽筋[J].家庭医药(就医选药),2024(3):16-17.

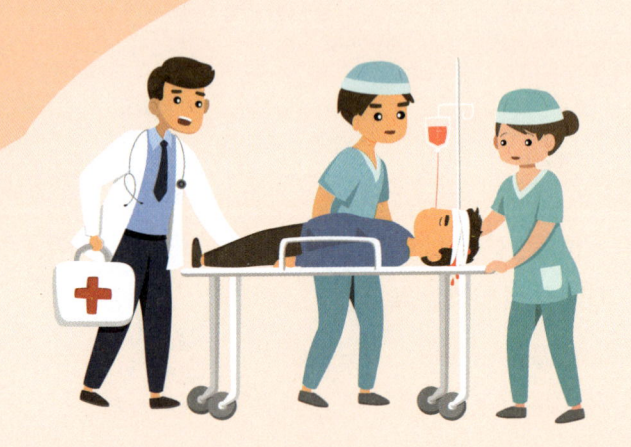

第六章 意外事故的急救

第一节 烧 伤

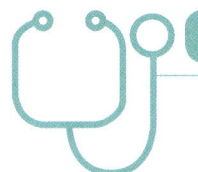

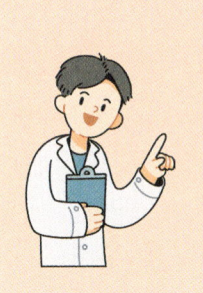

一般指热力，包括热液（水、汤、油等）、高温气体、火焰、炽热金属液体或固体（如钢水、钢锭）等所引起的组织损害，主要伤及皮肤或黏膜，严重者也可伤及皮下或黏膜下组织。烧伤现场急救是烧伤后最早的治疗环节，现场急救是否正确及时，直接关系到伤员安危。救治得当可减轻伤员的损伤程度，降低并发症的发生率和死亡率，若处理不当可能导致烧伤加重并贻误抢救时机。

案例引入

一位家庭妇女在家中做饭时不慎被开水烫伤了手臂。她感到疼痛，但没有及时到医院就医，而是选择了自行处理。她将冰块直接敷在烧伤处，以为这样能够减轻疼痛、防止水疱形成。但由于她未能及时清洁烧伤部位并覆盖敷料，几天后，烧伤部位开始发红、肿胀，并出现了明显的脓肿。最终，她不得不前往医院就诊，医生告诉她烧伤部位已经感染严重，需要进行手术及口服抗生素治疗。

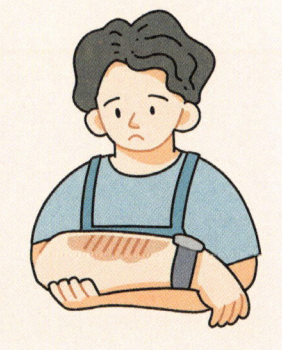

哪些是错误的烧伤处理方法呢？

（1）在烧伤处使用油、姜黄素涂抹或用原棉按压。

（2）在伤口处敷冰块，导致冻伤。

（3）长时间在水中冷却，导致低温症。

（4）在消毒之前，弄破水疱。

（5）直接在伤口上敷贴污染材料，引起感染。

（6）在接受专业治疗前，擅自盲目处理甚至敷用外用药物。

一、在烫伤时迅速脱离致伤源

在烫伤时迅速脱离致伤源，如尽快脱去着火或被沸液浸渍的衣服，特别是化纤衣服，以免着火或衣服上的热液继续作用，使创面加大加深。若衣物与身体紧密粘贴不易脱去，应避免用力拉扯，以免加重损伤。用水将火浇灭，或跳入附近水池、河沟内，或迅速卧倒，慢慢在地上滚动，压灭火焰。或用身边不易燃烧的材料，如毯子、雨衣（或油布）、大衣、棉被等，迅速覆盖着火处。凝固汽油弹爆炸、油点下落时应迅速隐蔽或利用衣物等将身体遮盖，尤其要遮盖裸露部位皮肤。待油点落尽后将着火衣服迅速解脱、抛弃，并迅速离开现场。切记不可用手扑打火焰，以免将手烧伤。

二、烧伤严重程度的划分

Ⅰ度烧伤（红斑性）：仅伤及表皮浅层，生发层健在，表现为皮肤红肿、干燥、轻度红肿，无水疱，有烧灼感，通常3～7天内愈合，无瘢痕。

浅Ⅱ度烧伤：伤及表皮生发层和真皮乳头层，表现为创面红润、潮湿红肿明显，有大小不一的水疱，疼痛明显，通常2周左右愈合，无瘢痕但可能有色素沉着。

深Ⅱ度烧伤：伤及真皮层，残留皮肤附件，创面微湿，红白相间，水肿明显，痛觉较迟钝，通常3～4周愈合，瘢痕愈合。

Ⅲ度烧伤（焦痂性）：全皮层损伤，甚至皮下、肌骨骼，表现为焦黄炭化焦痂，树枝状栓塞血管，痛觉消失，通常需要超过4周时间愈合，需植皮。伤后应该及时送医由专业医生做出判断并给予治疗，不可自行盲目处理。

（1）轻度烧伤——烧伤面积在10%以下，小儿为5%，且为Ⅱ度烧伤。

（2）中度烧伤——Ⅱ度烧伤面积11%～30%或者Ⅲ度烧伤在10%以下。

（3）重度烧伤——烧伤总面积在31%～50%或者Ⅲ度烧伤11%～20%；小儿减半；烧伤总面积的30%以下，但是出现中、重度呼吸道烧伤或休克，化学物中毒。

三、中小面积烧伤紧急处理

首先应迅速去除致伤源，包括尽快扑灭火焰、脱去着火或被沸液浸渍的衣服。劝阻伤员衣服着火时站立或奔跑呼叫，以防止增加头面部烧伤面积或吸入性损伤；迅速离开密闭和通风不良的现场；火焰烧伤常伴烟雾、热力等吸入性损伤，应注意保持呼吸道通畅。合并一氧化碳中毒者应移至通风处。

烧伤后及时冷疗能防止热力持续作用于创面使其加深，并可减轻疼痛、减少体液渗出和局部水肿。将烧伤创面在自来水龙头下淋洗（水温以伤员能耐受为宜，一般为15～20℃。热天可在冷水中加冰块）。一般至冷疗停止后不再有剧痛为止，多需30～60分钟。冷疗适用于中小面积的烧伤，特别是四肢的烧伤。经过上述处理后，应对烧伤创面进行适当的保护，以防再次污染，再前往或运送至专科医院就医。创面可用清洁的敷料、毛巾、床单等覆盖或进行简单包扎。

破损后的烧伤创面有较强的吸收功能，不要随意涂抹药物，如不明剂量的抗生素、消毒剂等，以免引起过量吸收中毒。注意不要涂抹有颜色的药物，如红汞、甲紫（龙胆紫），以免妨碍对创面的观察和深度的判断；也不要涂抹不易清除的药物和物质，如黄酱、酱油、香油、牙膏、香灰等，因为这些物质对创面起不到任何治疗作用，反而会妨碍清创和增加创面污染的机会。对于重度烧伤和烧伤面积超过 30% 的大面积烧伤患者应避免用冷疗，因为对于重度烧伤创面，冷疗不仅不能逆转烧伤深度，而且长时间的低温刺激对休克复苏不利。

严重口渴、烦躁不安者常提示休克严重，应迅速建立静脉通道加快输液，现场不具备输液条件者可口服含盐饮料，防止单纯大量饮水发生水中毒。

四、大面积烧伤的紧急处理

创面可做简单、初步的清洁处理，然后用无菌或干净床单敷盖创面。应迅速送至就近医疗单位进行治疗。搬运烧伤伤员时，动作要轻柔、平稳，尽量不要拖拉、滚动，以免加重皮肤损伤。若当地医院无救治烧伤的经验，需先输液复苏后再转院。

五、如何预防烧伤

（1）控制水温：降低热水龙头中的水温。

（2）拒绝不良生活习惯：如避免在床上吸烟。

（3）注意厨房用火安全：在烹饪时，要特别小心热油、开水和热蒸汽。使用长柄锅铲和手套可以减少被热物品烫伤的风险。同时，确保灶具周围没有易燃物品，并时刻注意火源。

（4）妥善使用家用电器：使用电热水壶、烤箱、微波炉等家用电器时，要仔细阅读使用说明书，并确保设备放置在平稳的表面上。避免在使用中触碰热表面，以免造成烫伤。

（5）儿童烧伤预防：对于有小孩的家庭，要特别注意儿童安全，确保孩子无法接触到热水壶、热水龙头等热源。在烹饪时，要远离孩子，以防他们触碰到热锅或热油。

（6）安全用火：使用火源如蜡烛、煤气灶、壁炉等时，要确保周围没有易燃物品，并保持足够的通风。在熄灭火源后，要再次确认火焰已经熄灭。

注意事项

● 火焰烧伤，首先要让伤员脱离火源，脱去着火的衣服，若脱不掉则用凉水熄灭火焰。不要到处奔跑，以免火借风势加重烧伤。

● Ⅱ度烧伤创面的大水疱可给予低位剪破引流，水疱皮应给予保留，因其具有减轻疼痛和促进愈合的作用。

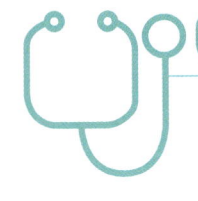

第二节 中暑

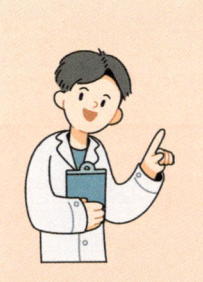

中暑是一种由于体温调节中枢功能障碍或汗腺功能衰竭，以及水、电解质丢失过多导致的以中枢神经和（或）心血管功能障碍为主要表现的急性疾病。发病原因主要是暴露在高温且不透风的环境下，体内热量产生多于体外散发的热量，以及身体无法适应和耐受高温环境。中暑的主要症状包括头痛、头晕、口渴、面色潮红和神志不清等。若不及时进行干预和治疗，病情可能逐渐发展为昏迷并伴有四肢抽搐，严重时可导致多器官功能衰竭。

案例引入

在一场户外体育比赛中，一名运动员在高温天气下长时间暴露在阳光下，进行剧烈运动，但未适当补水。不久后，他感到头晕、恶心、皮肤发热、大汗淋漓，出现了中暑症状。然而，由于他和周围人对中暑的认知不足，认为只是普通的疲劳和热量过高，因此没有及时采取措施。他们继续比赛，并未给予运动员充分的休息和水分补充。随着时间的推移，运动员的症状逐渐加重，出现了严重的头痛、晕厥、心跳加快等症状。最终，当他被送往医院时，已经是中暑的严重阶段，需要进行紧急救治，采取包括输液、降温等措施。这个案例表明，对中暑症状认知不足、忽视症状、延误救治都可能导致严重后果。

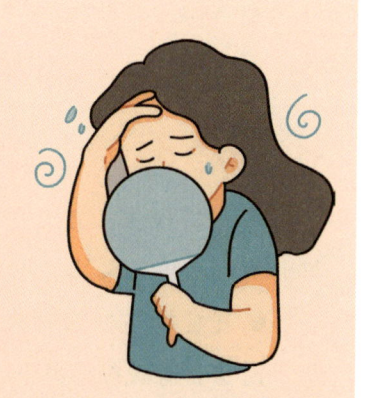

一、中暑程度的划分

（1）先兆中暑：患者除大量出汗外，往往还有口渴、头晕、耳鸣、胸闷、心悸、恶心、乏力、注意力不集中等感觉。此时只要将患者移至阴凉通风处休息，并喝一些浓茶或淡盐水，症状即可消失。

（2）轻症中暑：除有上述先兆中暑的症状外，还有体温升高（38℃以上）、面色潮红、皮肤灼热或面色苍白、皮肤湿冷等症状。这时应将患者转移到阴凉通风处休息，喝些含盐的清凉饮料。症状较重者需送往医院治疗。轻症中暑一般4～5小时可以恢复。

（3）重症中暑：患者除上述症状外，出现昏倒或痉挛，或皮肤干燥无汗，体温在40℃以上等症状，此时患者应立即被送至医院治疗。家属守候患者时应注意其体温、脉搏、血压的变化。

二、及时处理中暑

面对不同情况的中暑,我们应该怎么及时处理呢?

1. 休息

患者如果正在进行活动,应立即停止活动,坐下或躺下休息,同时注意精神放松,不要紧张。

2. 远离高温环境

立刻将患者转移到阴凉通风的环境,或有空调的室内。如果患者可以行走,将其搀扶到上述区域;如果患者不能行走,可以使用轮椅、多人搬抬等方法将其运送到上述区域。转移的过程中要注意安全,避免患者摔倒。

3. 补充水分和电解质

如果患者可以饮水,可喝一些含有钠、钾、氯、镁、钙离子的电解质或含葡萄糖的饮料,如市面上售卖的一些运动饮料,能为机体补充水分和电解质。如果没有运动饮料,也可以饮用矿泉水、白开水等补充水分。喝水时速度要慢,不要大口喝水,也不要一次喝太多水,以免发生呕吐、呛水。喝水时尽量采用坐姿,避免呛水。

4. 降温

(1)打湿衣物。用喷壶喷洒或用泼水的方式把患者的衣服打湿。衣服上的水分可以吸收身体的热量,同时在蒸发的过程中也可以带走热量。

(2)冰敷。将毛巾包裹的冰袋或浸泡过冷水的毛巾放在颈部、腋下、大腿根部等部位进行降温。这种方法可以降低局部血液的温度,然后通过血液循环降低体温。

（3）浸泡。如果有条件，可将患者浸泡在浴缸或泳池中进行降温。这种方法主要是通过水分带走身体的热量。浸泡时患者的头要露出水面。施救者应随时注意患者头的位置，避免溺水。

> **注意事项**
>
> **中暑后的操作误区！**
>
> 误区1　过度依赖冷饮：给中暑患者大量饮用冰水或冷饮，认为这样可以快速降温。
>
> 正确做法：给予适量凉水或电解质饮料，避免过冷饮料刺激胃肠道，导致痉挛。
>
> 误区2　快速大量补水：认为中暑就是缺水，所以大量快速补水。
>
> 正确做法：适量补充水分，避免快速大量饮水导致水中毒。

如果患者出现了昏迷，在采取以上方法进行急救的同时，应让其侧卧或平卧并将头偏向一侧，以便使口腔内的分泌物排出，避免窒息。注意，昏迷的患者不能通过浸泡的方法降体温。

中暑病情较重时，患者会出现呼吸和心脏骤停，此时应立即拨打"120"呼叫救护车，同时为患者进行心肺复苏，尽早使用自动体外除颤仪除颤。

> **小贴士**
>
> **夏天预防中暑小妙招**
>
> ● 避免高温时外出，如需外出时最好戴遮阳帽或打遮阳伞，必要时可使用清凉油、仁丹等降暑药。注意不要过度疲劳，可以走一段路就适当休息一会。
>
> ● 在室内应打开电扇或空调，但室内温度不宜与室外温度差距过大，也不要让冷风直吹身体。
>
> ● 及时补水，可多喝一些白开水、淡盐水、绿豆汤、荷叶粥等。
>
> ● 保障睡眠充足，尽可能保障每天有20分钟的午休时间，夜晚11点前入睡。

第六章 意外事故的急救

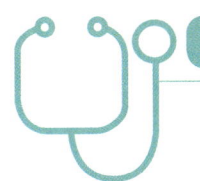

第三节

冻 伤

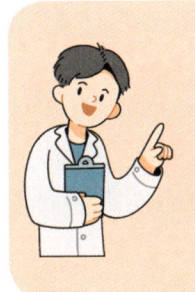

冻伤是指在一定条件下由寒冷因素作用于人体引起的局部或全身的损伤。其临床表现一般为耳郭、手、足等部位发红、发紫或肿胀，可伴有休克、感染、多脏器功能衰竭等并发症。轻时可造成皮肤一过性损伤，重时可出现肢体坏死，永久性功能障碍，甚至导致死亡，需紧急抢救。

案例引入

在极寒的冬季，一名登山者在登山时迷路了。他在严寒的环境中行进了几个小时，导致手部和脚部出现了冻伤的症状。然而，由于他对于冻伤的认知不足，未采取正确的急救措施。相反，他试图用热水和火源来加热受冻的部位，以恢复血液循环。这种错误的处理方式不仅加剧了冻伤组织的损伤，甚至引发了严重感染。

最终，这名登山者被紧急救

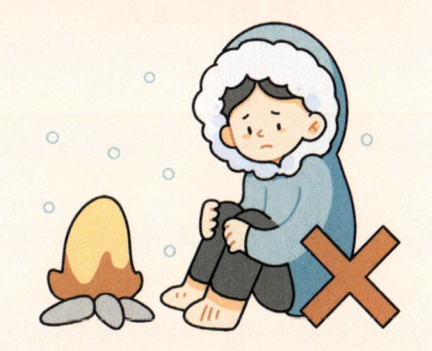

援队员发现，并送往医院进行治疗。然而，由于处理不当，他不得不接受手术以切除坏死组织，并且需要进行长期的康复训练。这个案例表明，对于冻伤的认知不足和错误的处理方法可能导致严重的后果，甚至危及生命。

一、冻伤的判断标准

（1）病史：低温寒冷侵袭导致损伤。

（2）全身性冻伤：又称为"冻僵"。初期有头痛、不安、四肢肌肉及关节僵硬、皮肤苍白冰冷、呼吸及心跳加快、血压升高。体温＜33℃时可出现嗜睡、记忆力丧失、心跳及呼吸减慢、脉搏细弱、感觉和反应迟钝；体温＜26℃时，可出现昏迷、血压下降、心律失常，甚至室颤、心搏骤停。

（3）局部性冻伤：有寒冷感和针刺样疼痛、局部缺血表现（如苍白、发绀等），手指、足趾、耳朵和鼻旁逐渐出现麻木或失去知觉，亦可发生在腕、前臂、足、脸、肘、踝等部位。

二、冻伤的急救

1. 全身性冻伤

（1）迅速将伤员移至相对干燥、温暖的环境，搬动时要谨慎，避免发生骨折。

（2）选用力所能及的物品如剪刀等，迅速解除寒冷、潮湿或紧缩性衣物，用毛毯或棉被包裹伤员身体。

（3）可给予伤员热饮料、高热量的流质或半流质食物。

2. 局部性冻伤

（1）水疱的处理

①小水疱：不做处理，并注意保护，防止挤压过早破裂。

②大水疱：早期中间剪开，以充分引流，并用0.5%碘伏及生理盐水冲洗，外敷2%新霉素霜剂，外加一层敷料，并使其与创面紧密贴合。

（2）头部冻伤的处理

如鼻、面颊、耳郭等部位，可用42℃的湿毛巾局部热敷。复温后，外涂1%呋喃西林乳膏或5%磺胺嘧啶锌霜，约1mm厚，再用无菌纱布轻轻包扎。

（3）复温

复温要迅速，这是急救处理的关键问题，局部复温的方法是用40～42℃恒温盐水浸泡。要求在30分钟内体温迅速恢复至正常。

复温方法有以下3种。

①中心复温方法：重度冻伤者应迅速将其安置在室温为25℃的单人房间，腰部垫热水袋，以促进肾血流量，预防肾功能衰竭；喝热汤，采用红外线烤灯烤躯干部，可驱寒气、防颤抖；生命脏器优先复温。热湿空气吸入复温，肺是极有效的热交换系统，通过气道把外部热源送入肺脏，可直接温暖肺泡组织，是一种有效的复温方法，中心温度迅速恢复，可促进血液循环，提高四肢血液供应，提高存活率。

②局部复温方法：浅度冻伤者采用自然复温法。重度冻伤者应采取快速融化复温：在冻结期用40～42℃水浸泡冻伤区，迅速恢复冻伤区血液循环，但水温不应大于45℃。漩流浴浸疗法：将40～42℃的0.1%洗必泰溶液放入具有能使水保持漩流状态的浴缸中，温浸冻区，每日1～2次，每次20～30分钟，连续浸泡1周。

③温水快速复温：尽量采取快速水浴复温，将水温维持在38～42℃，浸泡冻伤部位2小时以上。液面应高出冻伤部位2～3cm。当冻伤皮肤组织发红或发紫，触之柔软，提示复温完成。如果患肢有水肿，可以在热水中

加入1∶1 000氯己定消毒抗炎。浸泡复温过程中，应注意保持水温恒定。可使用具有恒温功能的冻伤复温槽，也可采用添加热水的方法保持水温恒定。为了避免烫伤受冻部位，添加热水时应先移出冻伤肢体，严禁使水温超过44℃。严禁明火直接加热容器，浸泡肢体不得接触容器壁。复温过程中，鼓励伤员活动伤肢，以促进血液循环重建，但严禁揉搓、按摩冻伤部位。

注意事项

● 冻伤者的鞋袜不能脱掉时，可连同鞋袜一同浸泡，可根据具体情况而定，直至指（趾）甲床或皮肤潮红，肢体变软。

● 水疱的处理：冻伤后的透明水疱可进行清创，这样可防止前列腺素和凝血恶烷等介质对损伤组织的接触，但对血性水疱主张不做任何处理，以保持包膜完整。因为血性水疱表明血管损伤，为了防止对这些血管的进一步损伤，防止感染，主张保留血性水疱。

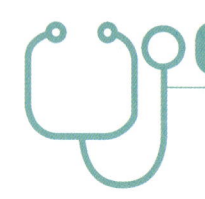

第四节 电击伤

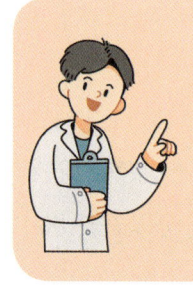

电击伤俗称触电，系超过一定量的电流通过人体后引起机体不同程度的损伤和功能障碍。临床上除造成电击部位的局部损伤，尚可引起全身性损伤，主要是心血管和中枢神经系统的损伤，严重的可导致心跳、呼吸停止。

第六章 意外事故的急救

案例引入

在一个炎热的午后，张先生正在家里修理一台老旧空调。他是一位勤劳的人，对于电器的知识了解不多，但总是乐于动手尝试修理家中的各种设备。张先生没有拔掉空调的插头就开始操作，他认为只要操作得快，就不会有什么问题。然而，在更换空调内部零件时，他不小心触碰到了裸露的电线，遭受了电击。张先生的妻子李女士在听到丈夫的呼救声后，立即跑到了空调旁边。在极度紧张和恐慌的情况下，她没有注意到插头还在插座上，急忙用手去拉张先生。由于李女士全身大汗、身体湿透了，这使得她成了电流传导的媒介。结果，她也遭受电击，倒在了地上。

所幸，他们的邻居听到声音不对，立即跑来查看。一个了解急救知识的邻居立即意识到了危险，他使用木棍将电源插头从插座中拔出，并用木棍轻轻推开了两人，切断了电流。接着，他拨打了急救电话，并开始对夫妇俩进行心肺复苏。

救护车到达后，医务人员迅速将张先生和李女士送往医院。幸运的是，得益于及时的救治，两人最终都康复出院了。

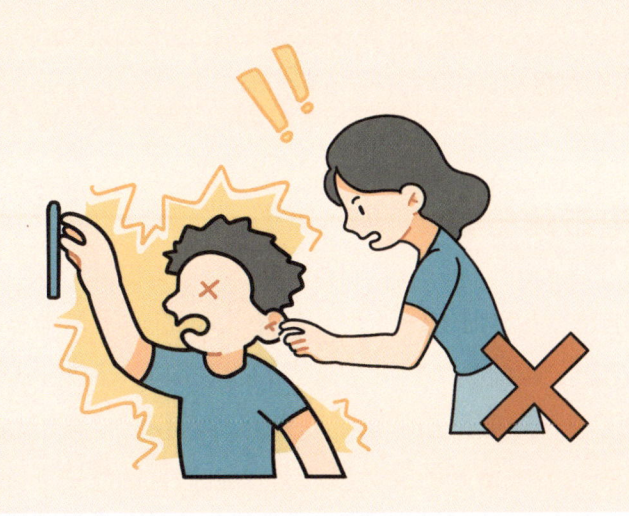

小贴士

什么是高压电、低压电、直流电、交流电？

在大多数情况下，低电压被定义为不超过1 000 V的电压。例如，家庭用电通常为110 V或220 V，属于低电压范畴。超过1 000 V的电压被认为是高电压。高电压在电力传输、电气设备和某些工业应用中非常常见。例如，高压输电线路的电压可以达到数万伏特甚至更高。电流有交流电和直流电之分，没有经过整流的电流叫交流电，经过整流器的交流电即为直流电。低压交流电容易使人体心脏发生心室纤维性颤动（VF），抑制心脏正常搏动，使人顷刻死亡。而高压电流则更容易损伤中枢神经系统，抑制呼吸，并且引起全身或局部的烧伤，最终致人死亡。家用电器使用的均是低压电，如电风扇、电视机、空调器、洗衣机、电熨斗等均使用的是低压电。因为电器使用不当或本身存在的不安全因素容易使人体发生触电，触电后通过机体的电流越大，对机体产生的损害也越严重。人在空气潮湿的情况下穿过高压线时，高压电可通过潮湿空气中的导电离子使人发生触电。又如低压电在通过人体时电流直接通过心脏，这样会使心搏产生心脏骤停的概率大大增加。如果较强的电流直接通过脑部（中枢神经系统），死亡率极高。

一、电击的分类

（1）电击。决定电击伤种类和严重程度的因素是电流输出能量的大小、电压、电阻、电流类型、接触电流的时间和电流流经人体的路径。高压电流通常能迅速导致最严重的损伤，而接触家用低压电流也可致命。当人体与60 Hz的交流电接触时，会引起骨骼肌强直性痉挛而无法自行摆脱电流，因而延长触电时间，加重损害。交流电的周期性变化也有增加心脏易损期电流通过的可能性。

（2）雷击。雷击的死亡率是30％，存活者有高达70％的致残率。即使一群人同时遭遇雷击，雷击伤的表现也各异。有些患者症状轻微，很少需要医疗救护，而另一些人可发生致命性损伤。雷击死亡的主要原因是心搏骤停。

二、电击的急救

（1）立即切断电源。发现有人触电后，施救者在保证自身安全的同时，立即关闭电源开关或拔掉电源插头，用干燥的木棒、竹竿等绝缘物挑开触电者身上的电线，千万不要用潮湿的工具或金属物去拨电线，也不要用手直接去救人。

（2）切断电源后，检查触电者的生命体征。将触电者迅速移到安全通风干燥处，并将其就地平卧，解开衣扣，观察呼吸和脉搏。若触电者呼吸、心跳均停止，应交替进行人工呼吸和胸外心脏按压。

（3）现场目击人员紧急拨打"120"急救电话，通知急救人员赴现场进行抢救治疗。

（4）现场急救。①轻者：只被电打了一下，并未有生命体征的损害或功能障碍，仅表现为呆滞、面色苍白、心悸，但很快便恢复了正常。这样的触电者也应送医院做进一步检查，无特殊情况应卧床休息，观察几日，无须特殊处理。②对于呼吸心跳停止者：立即行心肺复苏术。如仅有呼吸停止，心跳尚存在，则实施人工呼吸。如呼吸尚存在，心跳停止者，则实施胸外心脏按压。③合并有外伤者：需按外伤原则处理，进行有效的止血、包扎、固定、搬运。④合并有电烧伤者：现场应用干净的敷料、纱布或代用品（如干净的手绢、床单等）把创面包裹好，避免进一步造成污染或损伤。

注意事项

● 在处理任何电器前,务必先断开电源。

● 如果有人遭受电击,不要直接用手触摸他们,应使用非导电的物品(如木棍、塑料棒)来移开触电者。

● 遇到电击事故,立即拔掉电源插头或切断电源,然后拨打急救电话。

● 学习基本的急救知识,如心肺复苏,可以在紧急情况下挽救生命。

● 抢救触电者应遵循全力抢救,先救命后治伤,不轻易放弃的原则。

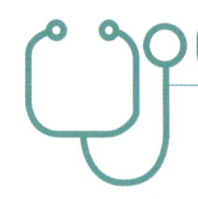

第五节

坠落伤

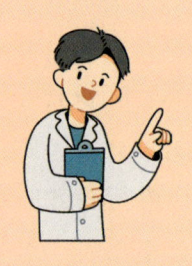

坠落伤,又称"高坠伤",是指人体由高处坠落于地面或物体上发生的损伤。损伤的性状和轻重程度与体重、坠落高度、坠落速度、身体被撞击的部位、衣着、所撞物体的性质等因素有关,轻者仅有轻微的疼痛感,重者则可形成骨折、内脏破裂、支体离断等损伤,有的当即死亡。

第六章 意外事故的急救

> **小贴士**
>
> 在建筑工地上，工人们正如火如荼地对高楼外墙进行涂装工作，其中一名叫汤姆的年轻工人和同事们正在进行外墙涂装工作，他们需要在高空悬挂的吊篮中作业。突然间，一阵强风袭来，吊篮失去了平衡，汤姆失足从高空坠落了下来。同事们赶紧将汤姆送往了医院，但由于事发突然，未及时采取急救措施。送到医院后，医生们发现汤姆的呼吸和心跳已经非常微弱，最终汤姆因高坠伤后处理不及时、失血过多等抢救无效导致死亡。

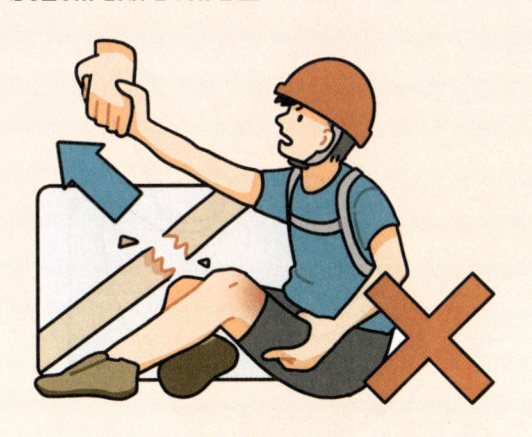

高坠伤后的处理

1. 保持气道通畅

取出口腔异物：发生坠落伤的伤员常常出现窒息，多因口内积存血液、黏痰、呕吐物、假牙、组织碎片或昏迷患者舌后坠等阻塞气道引起。因此必须及时清除口腔血块、呕吐物及异物，保持气道通畅。施救者应迅速松开伤员衣领，使伤员头偏向一侧，采用手掏、负压吸引等方法清除口腔内异物。

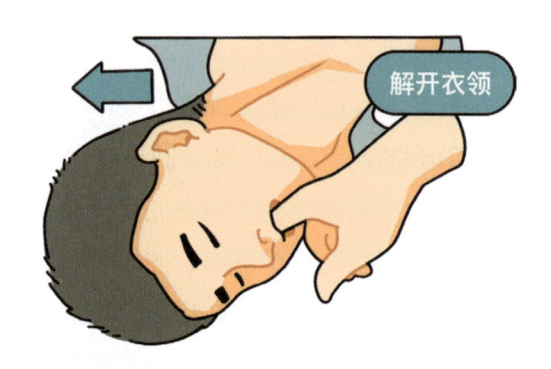

仰头提颏法：无颈椎骨折者采用仰头提颏法使头向后仰，防止阻塞气道。

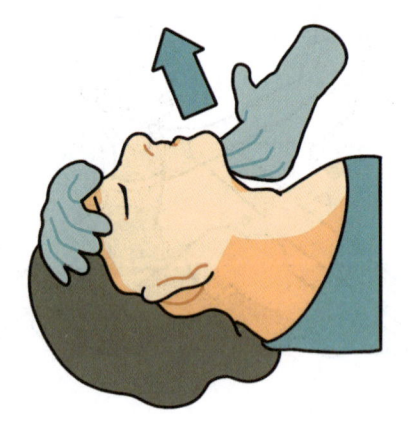

2. 心肺复苏术

对心跳、呼吸停止的伤员需马上行心肺复苏术，以最快的速度使患者建立循环。

3. 骨折、脊髓损伤固定处理

坠落伤以颅脑、四肢、脊柱损伤比较常见，其中脊柱脊髓损伤为坠落伤的一大特点。

（1）脊髓损伤：脊髓损伤是一种严重的紧急情况，可能导致永久性残疾。在处理现场急救时，首先要确保现场安全，避免造成更多伤害。不要移动伤员，除非他们处于危险环境中，如火灾现场。如果必须移动伤者，应使用正确的方法，保持脊柱稳定，避免扭曲或弯曲。拨打紧急救援电话，并在等待救援时密切观察伤者的生命体征，如呼吸和意识状态。不要给伤者进食或饮水，因为这可能会影响后续的医疗处理。保持伤者体温，避免休克。在等待专业医疗人员到来的同时，提供心理安慰和支持，但不要进行任何可能加重伤情的急救操作。此外，如需对患者进行移动的，需要多人协作，不要单独移动患者，保持脊柱稳定，避免扭曲或弯曲。使用硬质背板或脊柱固定装置，并将患者固定在硬质表面上，如门板或专用的脊柱板。搬运时，应由多人协调行动，确保患者的头部、颈部、躯干和下肢保持在同一直线上，以减少脊柱移动。在整个搬运过程中，持续监测患者的生命体征，并尽快将患者送往医院接受专业治疗。

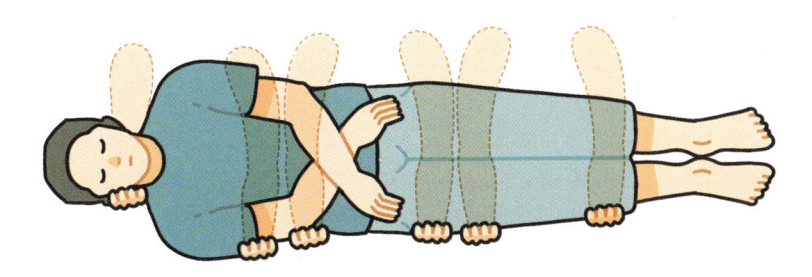

（2）骨折急救：见第五章第一节。

4. 创伤性伤口急救

对开放性出血伤口，手指压住出血伤口或肢体近端的主要血管，迅速用无菌敷料覆盖伤口进行加压包扎压迫止血，并将患肢抬高，以不出血及不影响血液循环为宜。对四肢大血管破裂难以指压止血者可采用止血带止血。对于内脏出血的患者，因内脏出血短时间无法准确判断，应及时送往医院进行检查治疗（具体止血方法详见第四章）。

参考文献

[1] 杨朝春. 烧伤急救把握三环节[J]. 医药与保健, 2009(6): 52.

[2] 陈欣. 烧伤急救[J]. 中国临床医生杂志, 2006, 34(11): 18-19.

[3] 藏洪敏. 烧伤的现场急救[J]. 家庭医学(上半月), 1998, 13(4): 50.

[4] 徐明达. 烧伤的急救与处理[J]. 医药与保健, 2002, 10(2): 39.

[5] 杨萍芬. 烧伤(烫伤)的现场急救[J]. 安全, 2002, 23(5): 28-29.

[6] 李荫廷. 烧伤急救的现场注意事项[J]. 医疗保健器具(医疗器械版), 2002(3): 79.

[7] 温春泉, 宁方刚, 荣艳华. 烧伤的现场紧急处理原则和治疗后期的注意事项[J]. 中国社区医师, 2010(2): 7.

[8] 陈孝平. 外科学[M]. 9版. 北京: 人民卫生出版社, 2018.

[9] 董原. 发生中暑, 如何急救[J]. 保健医苑, 2021(8): 62-64.

[10] 韩维红, 赵桂兰, 刘秀荣. 冻伤防治及急救护理进展[J]. 护理研究, 2002, 16(6): 324-325.

[11] 胡振杰, 朱桂军. 冻伤的急救措施(上)[J]. 中国社区医师, 2013(46): 20-21.

[12] 王君, 张瑞, 孙学伟, 等. 局部冻伤创面处理[J]. 黑龙江医学, 1998(2): 9.

[13] 韩军涛, 王洪涛, 王耘川. 冻伤治疗学基础理论与实践[M]. 西安: 陕西科学技术出版社, 2021.

[14] 刘瑛琪, 钱方毅, 李宗浩. 2005年美国心脏学会(AHA)心肺复苏与心血管急救指南解读(十七) 电击和雷击[J]. 中国急救复苏与灾害医学杂志, 2008, 3(2): 92-93.

[15] 韩树堂. 触电(电击)的现场急救[J]. 安全, 2002, 23(2): 31-32.

[16] 胡皖玲, 姜娇慧. 电击伤的急救与防范[J]. 保健医苑, 2019(10): 34-35.

[17] 王俊艳, 王玉青, 窦玉洁, 等. 23例高空坠落伤患者的急救护理[J]. 现代临床护理, 2012, 11(12): 22-23.

[18] 王卫芬. 坠落伤患者的院前急救护理[J]. 现代中西医结合杂志, 2011, 20(30): 3888-3889.

[19] 钟小云, 毛艳君, 李继红. 42例危重高空坠落伤急救护理体会[J]. 中国实用医药, 2010, 5(20): 198-199.

第七章

过敏与中毒的急救

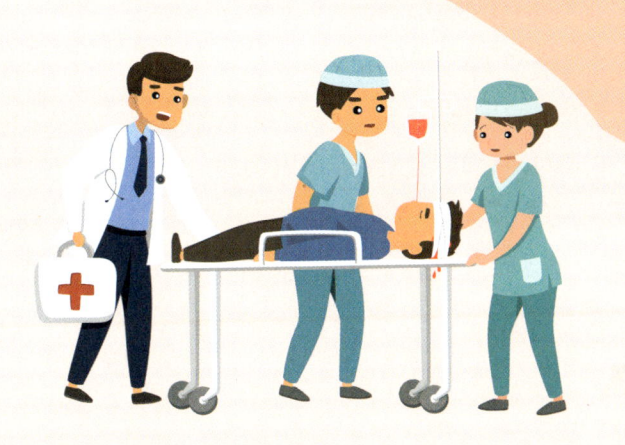

第一节 花粉过敏

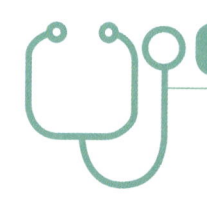

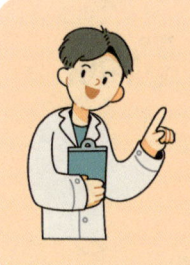

当具有过敏体质的人吸入或接触某些花粉时，免疫系统会将花粉视为有害物质，进而引发一系列过敏症状，临床表现主要包括打喷嚏、流涕、鼻塞、咳嗽、喘息、皮肤瘙痒、红肿等，严重时还可能导致过敏性休克等并发症。

不同的人对不同类型的花粉可能产生不同的过敏反应。花粉过敏，也称花粉症，花粉过敏是一种严重威胁人体健康的常见病，具有较高的发病率。随着城市化步伐的加快，越来越多的研究显示，花粉过敏在发达地区的发病率高于不发达地区，成为困扰城市居民的常见疾病，影响居民的生活质量。

春天正是春暖花开的季节，花粉会在空气中弥漫，因花粉直径一般在30～50 μm，而春季又是多风、干燥的季节，因此春季易出现花粉过敏的情况。

案例引入

小王，男，25岁，每年春季出现鼻塞、流涕、打喷嚏等症状，被诊断为花粉过敏。花粉过敏的症状主要包括鼻塞、流涕、喷嚏、喉咙痒、眼睛痒等。部分患者还可能出现咳嗽、哮喘等症状。

一、花粉过敏的危害

花粉过敏常引发过敏性鼻炎、过敏性咳嗽、过敏性哮喘、过敏性结膜炎、过敏性皮炎、过敏性休克等多种过敏性疾病。

（1）呼吸道症状：可能引发咳嗽、喘息、呼吸困难，严重时可诱发哮喘，尤其是本身有哮喘病史的人。

（2）眼部症状：如眼痒、流泪、红肿等，影响患者视力和生活质量。

（3）皮肤症状：可出现皮肤瘙痒、红斑、风团等过敏性皮炎表现。

（4）全身症状：可能出现头痛、乏力、发热等不适。

（5）小儿患者：可表现出阵发性咳嗽、呼吸困难、眼睑肿胀，并常伴有鼻部水样或脓性黏液分泌物出现。

（6）影响生活质量：频繁发作的过敏症状会严重干扰日常生活、工作和学习。

（7）情绪问题：长期受过敏困扰可能导致焦虑、烦躁等不良情绪。身体抵抗力可能下降，容易并发呼吸道感染等其他疾病。

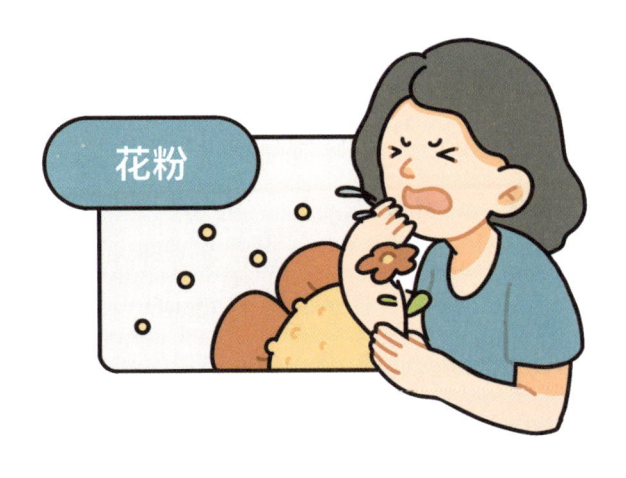

二、花粉过敏怎么处理

（1）避免接触花粉：尽量减少外出，尤其是在花粉浓度高的季节；外出时佩戴口罩、眼镜，关闭门窗，使用空气净化器等。

（2）清洗：及时清洗面部、鼻腔、眼睛等，去除花粉残留。

（3）使用药物：遵医嘱使用抗组胺药、鼻用糖皮质激素等缓解症状。

（4）就医：如果症状严重或持续不缓解，应及时就医，对于长期反复发作的花粉过敏患者，可以考虑进行免疫疗法，包括皮下免疫疗法和舌下免疫疗法。

三、花粉过敏的预防及注意事项

（1）了解花粉过敏高发的季节：关注当地花粉传播的时间，提前做好防护。

（2）做好防护措施：常规预防花粉过敏的措施包括出门戴口罩、戴护目镜或者太阳镜，勤洗头发、鼻腔等。

（3）保持室内清洁：定期清洁房间，减少花粉进入室内，减少花粉污染，改善空气质量。

（4）避免接触过敏原：花粉过敏预防以"躲"为上策。对于花粉过敏，预防的方法很有限，简单来说，就是"惹不起，只有躲"。

（5）增强体质：通过合理饮食、适量运动等提高身体免疫力。

（6）注意个人卫生：勤洗手、洗脸，及时清洗衣物。

（7）及时就医：如出现过敏症状，应及时就医治疗。

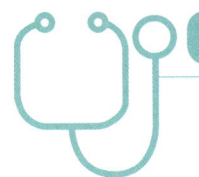

第二节 食物过敏

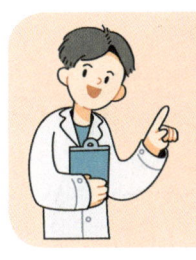

食物过敏是指患者在暴露于（通常是经口摄入）某一种或多种特定食物之后，通过抗原特异性免疫反应导致机体产生不良反应的现象。食物过敏作为一种常见的过敏性疾病，被人们广泛关注。

据统计，全球有 20%～30% 的人群受到食物过敏的困扰。食物过敏不仅影响患者的生活质量，严重时还可能使生命安全受到威胁。其临床症状涉及皮肤、胃肠道和呼吸道等的不良反应。

案例引入

2024 年 2 月，25 岁英国舞蹈演员奥尔拉·巴森代尔食用含有花生的饼干后，因花生重度过敏身亡，引发社会广泛关注。同月，杭州市萧山区中医院急诊室接诊了一位 20 多岁的年轻小伙，因为误食了含有花生的食物后整个人虚汗不止，四肢长出荨麻疹。送到医院时，他已出现呼吸不畅、血压迅速下降等休克症状。好在送医及时，经过注射肾上腺素等激素类药物进行抗过敏治疗后，小伙总算转危为安。

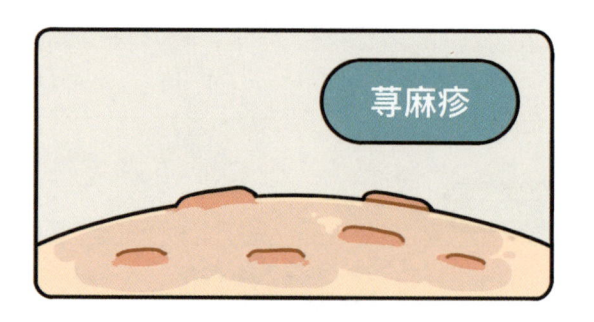

一、食物过敏的临床表现

食物过敏的临床表现多样，取决于过敏原种类、摄入量及个体差异。

食物过敏会引发机体产生过敏症状并造成器官损伤，主要涉及皮肤、呼吸道、消化道、心血管及神经系统等方面，引发胃肠道功能紊乱、皮炎和湿疹、血管炎、鼻窦炎、全身过敏反应、关节炎，以及情绪（抑郁，易怒）和认知障碍等疾病表现。

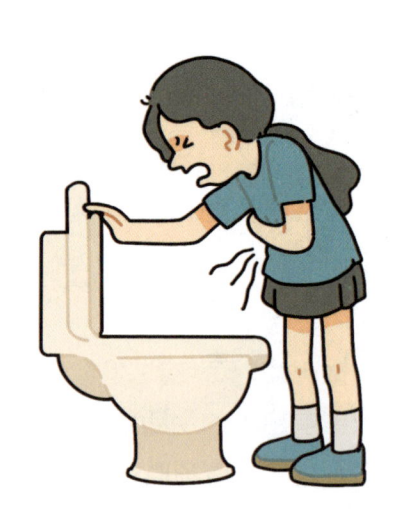

二、怎样应对食物过敏

（1）使用药物：抗组胺药、糖皮质激素、脱敏剂等可以缓解过敏反应，如果经常发生过敏反应，必须在医生指导下规范用药。

（2）局部治疗：如果发生皮肤瘙痒或荨麻疹，可尝试使用冷敷或外用药物来缓解症状。

（3）寻求医疗帮助：如果发生严重过敏反应（如呼吸困难、呼吸急促、喉咙肿胀或大量呕吐等），请立即就医。严重的过敏反应可以导致严重的健康问题，包括休克和呼吸衰竭。

小贴士

常见的容易引起过敏的食物

（1）蛋类。①鸡蛋：蛋清和蛋黄都可能引起过敏，蛋清中的卵白蛋白是主要过敏原。②鸭蛋、鹅蛋：与鸡蛋类似，其中的蛋白质成分也可能引发过敏反应。

（2）奶类。①牛奶：牛奶中的乳清蛋白和酪蛋白是主要过敏原，可引起乳糖不耐受或牛奶蛋白过敏。②羊奶、山羊奶：虽然相对牛奶过敏性较低，但仍有可能引起过敏反应。

（3）谷物。①小麦：小麦中的麦胶蛋白（谷蛋白）是主要过敏原，可引起小麦过敏或乳糜泻。②大麦、燕麦：这些谷物中的蛋白质成分也可能引发过敏。

（4）坚果与种子。①花生：花生过敏是常见的食物过敏原之一，花生中的多种蛋白质成分可引起过敏反应。②树坚果：如杏仁、核桃、腰果、开心果、榛子等，其蛋白质成分是主要过敏原。③芝麻、葵花籽：这些种子中的蛋白质也可能引起过敏。

（5）海鲜。①鱼类：如鳕鱼、鲑鱼、金枪鱼等，鱼肉中的蛋白质成分可引起过敏。②甲壳类：如虾、蟹、龙虾、蛤蜊等，其中的甲壳蛋白是主要过敏原。③软体类：如鱿鱼、章鱼、墨鱼等，其蛋白质成分也可能引发过敏。

（6）豆类。①大豆：大豆中的多种蛋白质成分可引起过敏，如大豆球蛋白、β-伴大豆球蛋白等。②豌豆、扁豆：这些豆类中的蛋白质也可能引发过敏反应。

（7）水果与蔬菜。①草莓、猕猴桃：这些水果中的某些蛋白质成分可引起过敏。②西红柿、胡萝卜：部分人对这些蔬菜中的蛋白质成分过敏。

（8）其他。①玉米：玉米中的蛋白质成分可引起过敏反应。②食品添加剂：如亚硫酸盐、人工色素、防腐剂等，也可能引发过敏。

需要注意的是，食物过敏具有个体差异，不同人对不同食物的过敏程度和表现可能不同。如果怀疑食物过敏，建议咨询医生进行专业的过敏原检测和诊断。

三、食物过敏的预防与注意事项

（1）养成良好的饮食习惯：首先，孕妇在孕期和哺乳期应注意饮食，避免摄入致敏食物；其次，新生儿和儿童要逐步引入食物，观察有无过敏反应。

（2）了解过敏原：明确自身对哪些食物过敏，避免食用。

（3）仔细阅读食品标签：查看食品成分表，警惕可能含过敏原的成分。

（4）在家中注意饮食：保持厨房清洁，避免交叉污染。

（5）外出就餐要谨慎：告知服务员过敏情况，确保食物安全。

（6）增强免疫力：保持健康的生活方式，提高身体免疫力。

近年来，随着科学技术的不断发展，食物过敏研究取得了显著进展。研究发现，肠道菌群、遗传因素、环境因素等与食物过敏发生密切相关。新型过敏原检测方法和治疗手段不断涌现，为食物过敏患者带来了新的希望。

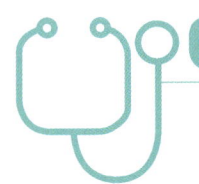

第三节 食物中毒

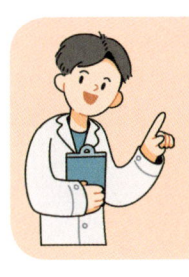

食物中毒是指摄入含有生物性、化学性有毒有害物质的食物或把有毒有害物质当作食物摄入后所出现的非传染性的急性、亚急性疾病。

食物中毒的特点是潜伏期短、突然发病，患者会出现恶心、呕吐、腹泻等症状，严重者可出现脱水、休克，甚至危及生命。

食物中毒病例以细菌性食物中毒为主，主要包含沙门菌、副溶血性弧菌、大肠埃希菌、金黄色葡萄球菌及其肠毒素等。椰毒假单胞菌引起的食物中毒死亡率较高。化学性食物中毒事件中，亚硝酸盐引起的中毒病例最多。

一、食物中毒的病因及传播途径

（1）生物性食物中毒：主要由病原体（如细菌、病毒、寄生虫等）引起，通过食物传播。

（2）化学性食物中毒：主要由有毒化学物质（如农药、重金属、有毒添加剂等）污染食物引起。

（3）有毒植物食物中毒：食用含有有毒成分的植物或其制品（如毒蘑菇、发芽土豆等）所致。

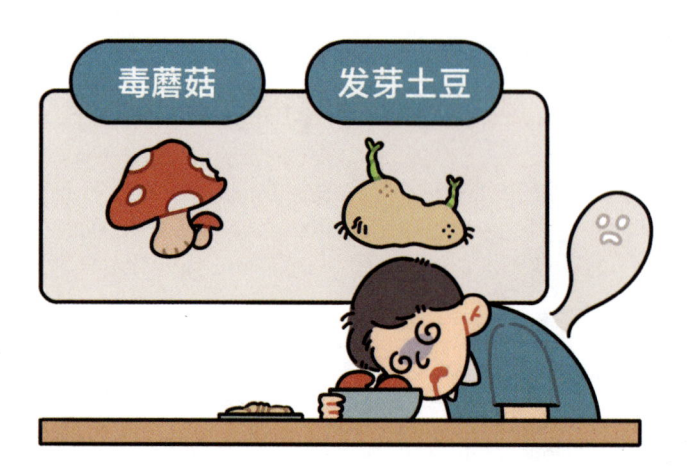

注意事项

食物中毒的临床表现因中毒程度而异。常见症状包括恶心、呕吐、腹痛、腹泻、发热、头痛、乏力等，严重者可出现脱水、电解质紊乱、昏迷甚至死亡。

二、食物中毒的检查与诊断方法

（1）病史采集：详细了解患者的饮食史、症状、体征等。

（2）实验室检查：采集患者生物样本（如粪便、呕吐物等）进行微生物学、生化学和免疫学等检测。

（3）食物样品检测：对疑似污染的食物进行有毒物质、病原体等检测。

> **小贴士**
>
> **哪些食物易导致食物中毒**
> - 发芽的土豆。
> - 未煮熟的豆类：如四季豆等，含有毒素。
> - 变质的肉类：如变质的猪肉、牛肉等，可能滋生细菌。
> - 有毒蘑菇：误食有毒品种蘑菇可能引起严重中毒。
> - 未加工的水产品：如生鱼片，可能带有细菌或寄生虫。
> - 过期食品：过期的食物容易变质，产生有害物质。
> - 腌制食品：腌制不当可能产生亚硝酸盐等有毒物质。

三、食物中毒的危害

（1）损害身体健康：病原体通过食物进入人体会引起胃肠功能障碍。

（2）影响正常生活：使人出现不适症状，如呕吐、腹泻、腹痛等，严重干扰日常生活。

（3）危及生命：在严重情况下，食物中毒可能引发多器官功能衰竭，甚至导致死亡。

四、食物中毒的处理

（1）立即停止进食可疑食物，及时前往就近医院急诊科就医，病情严重者，立即拨打"120"急救电话。由急诊科医护人员快速为患者制订最优化急救方案，如洗胃、导泻、灌肠、应用解毒药物、抗毒血清、呼吸循环支持等治疗。

（2）保存可疑食物样本，以便进行检测。

五、食物中毒的预防

（1）保持良好的卫生习惯，勤洗手，保证厨房环境清洁。

（2）合理存储食物，低温、密封保存，避免食物变质。

（3）彻底煮熟食物，尤其是肉类、蛋类等。夏天想生吃蔬菜瓜果或者凉拌菜的时候，一定要将食材清洗干净，需煮熟的食物则要保证烹饪至全熟。

（4）选择新鲜、安全的食物，不购买来源不明或有异味的食物。

（5）注意食物的保质期，不食用过期食品。

（6）避免交叉污染，器皿、刀具、抹布、案板需保持清洁、干净，还要做到生熟分开。

食物中毒对人类健康造成严重威胁，必须引起广泛关注。了解食物中毒的定义、病因、临床表现、检查方法和处理策略，有助于家族成员及时救治患者，降低死亡率。

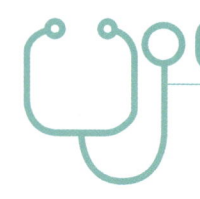

第四节 煤气中毒

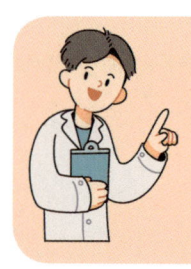

煤气中毒又称一氧化碳中毒，是指人体吸入过量一氧化碳后，一氧化碳与血红蛋白结合，形成稳定的碳氧血红蛋白，使血红蛋白失去携氧能力，导致组织缺氧，从而引起一系列中毒症状。

煤气中毒通常是由于一氧化碳的积聚而诱发的，常见于在密闭的居室中使用煤炉取暖和做饭，通风不畅等情况。

人们常采用煤炉、煤球炉、炭火盆等方式取暖、做饭，煤、木炭等不充分燃烧会产生一氧化碳，人体一旦吸入大量一氧化碳，就会引起人体缺氧窒息。

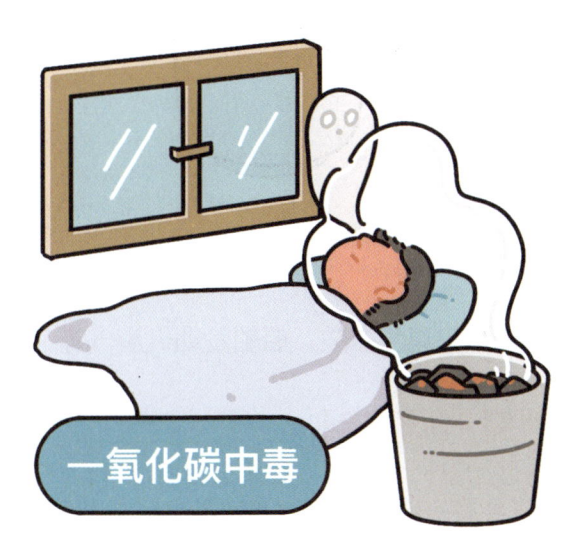

一氧化碳中毒

案例引入

2024年2月，山西省某焦化厂发生一起煤气中毒事故，4名中毒人员经抢救无效死亡。

一、煤气中毒的原因和危险因素

（1）生活煤气：家庭燃煤，燃气热水器、燃气灶等设备使用不当，导致一氧化碳排放不畅。

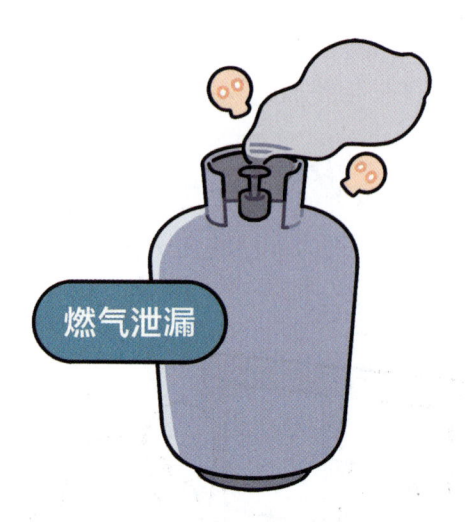

（2）工业生产：冶金、炼焦、化工等行业生产过程中，煤气设备故障或操作不当。

（3）交通运输：汽车尾气排放、船舶发动机废气等。

二、煤气泄露气味辨别

泄漏出来的煤气会有一股类似油漆的刺鼻臭味，或称臭鸡蛋味（煤气里添加了硫化氢），如果在家闻到类似气味，务必及时处理。特别需要注意的是，发现煤气泄露或闻到煤气味时，绝对不允许开关排风扇或灯具，应先开窗通风，以免煤气遇到明火点燃引起火灾。

三、煤气中毒的临床表现和症状

（1）轻度中毒：有头痛、头晕、恶心、呕吐、乏力等症状。这时如能及时开窗通风，吸入新鲜空气，症状会很快减轻、消失。

（2）中度中毒：除轻度中毒症状外，伴有意识模糊、步态不稳、皮肤潮红、口唇呈樱桃红色等。

（3）重度中毒：患者进入昏迷状态，呼吸困难，心率加快，血压升高，甚至呼吸、心跳骤停。极度危重者会出现血压下降，也可出现40℃高热甚至死亡。

四、煤气中毒常见误区

（1）烧煤才会引起中毒，"环保炭"很安全。

（2）没有煤烟、臭味就不会中毒。

（3）炉边放盆清水可预防中毒。

（4）门窗留有缝隙就不会中毒。

（5）一氧化碳中毒治疗后，症状消失等于彻底痊愈。

五、煤气中毒的处理办法

（1）迅速脱离中毒环境：立即切断煤气来源，打开门窗通风，转移到空气流通处。

（2）保持呼吸道畅通：将患者移离中毒现场至有新鲜空气处，保证患者呼吸道通畅。可立即吸氧、快速静脉滴注甘露醇，还可采用中西医配合治疗促进患者康复。

（3）呼叫急救：尽快拨打"120"急救电话，寻求医疗救助。对中度、重度中毒者，应立即就医，采取高压氧治疗。

（4）现场急救：对于呼吸、心跳停止的患者，立即进行心肺复苏。

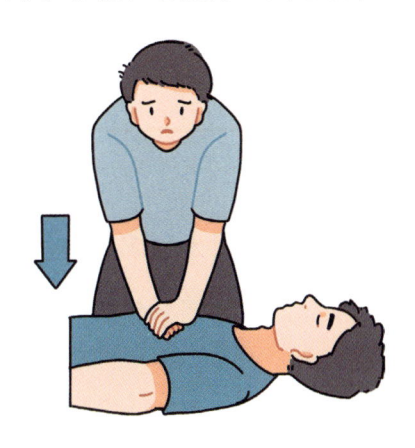

六、煤气中毒的诊断与检验方法

煤气中毒的诊断主要依据病史、临床表现和实验室检查。实验室检查包括以下内容。

（1）一氧化碳血红蛋白测定：COHb 浓度升高。

（2）血气分析：氧分压降低，二氧化碳分压升高。

（3）心电图、脑电图等辅助检查。

七、煤气中毒的预防与注意事项

（1）正确使用煤气设备：使用合格的煤气器具，定期检查和维护，确保其正常运行。

（2）保证通风良好：使用煤气时应保证室内通风，避免空气不流通。

（3）注意睡觉环境：不要在车窗紧闭且开着空调的汽车内睡觉。

（4）注意使用环境：不要在密闭的空间（如浴室等）内长时间使用煤气设备。燃气热水器安装在靠近窗户的位置或者室外。

（5）教育和培训：让家庭成员了解煤气中毒的危害和预防措施。

（6）应急处理：知道在发生煤气泄漏时如何正确处理，如立即关闭煤气阀门、打开门窗等。

（7）安装可燃气体传感器：可在家里安装可燃气体传感器，构建家庭、社区物联网体系，预防老年人煤气中毒。

总之，煤气中毒是一种严重威胁人类健康的急性中毒事件。掌握煤气中毒的处理方法及预防策略等，对提高公众健康意识和降低煤气中毒发生率具有重要意义。在遇到煤气中毒事件时，能迅速采取有效措施，确保人身安全。

参考文献

[1] 郑家华,李健,李清华,等.承德市区气传花粉浓度监测及意义[J].中国耳鼻咽喉头颈外科, 2021, 28(5): 301-304.

[2] 王顺喜.人工蜂粮液态发酵工艺及其致敏性研究[D].重庆:重庆大学, 2020.

[3] 辛嘉楠,欧阳志云,郑华,等.城市化加剧花粉过敏症的机制研究进展[J].环境与健康杂志, 2007(10): 833-836.

[4] 赵津.春季防过敏重在防花粉防晒防尘[N].天津日报, 2024-04-02(11).

[5] 陈晶.花粉来袭,请做好个人防护[N].人民政协报, 2024-03-20(7).

[6] 贾敬习.天气与花粉过敏[J].河南气象, 2004(1): 35.

[7] 天时.哪些食物最容易引起过敏[J].养生大世界(B版), 2006(10): 48.

[8] 孙耀斌,骆叶晴,陈娇,等.草鱼潜在过敏原α-烯醇化酶原核表达条件的优化[J].食品安全质量检测学报, 2023, 14(23): 148-154.

[9] 张炯,马建瓴.胃癌术后功能性胃排空延迟征14例诊治[J].中国社区医师(医学专业), 2011, 13(18): 32.

[10] 张宇.舌尖上的烦恼——食物过敏[J].科学24小时, 2024, (4): 14-16.

[11] 杨娜莉,张宏,李琳,等.试论食品安全事故的认定[J].食品工业, 2022, 43(8): 342-346.

[12] 何志凡,王瑶,李晓辉,等.2016—2017年成都市学生及家庭成员急性胃肠炎疾病负担情况调查[J].现代预防医学, 2019, 46(2): 277-280, 288.

[13] 曾光.现场流行病学第一讲 现场流行病学及中国现场流行病学培训项目[J].中华流行病学杂志, 2003, 24(4): 322-324.

[14] 许梅.肠胃炎:冬季健康的隐形"杀手"[J].健康大视野, 2004(12): 5-8.

[15] 李一宁.食物中毒原因分析及预防措施[J].中国误诊学杂志, 2008, 8(21): 5145.

[16] 刘辉,任婧寰,伍雅婷,等.2018年全国食物中毒事件流行特征分析[J].中国食品卫生杂志, 2022, 34(1): 147-153.

[17] 林晓烁,姚卫海.食物中毒了,怎么办?[J].中医健康养生, 2021, 7(7): 54-57.

[18] 燕声.雨雪天气,安全第一[N].保健时报, 2024-02-08(9).

[19] 王芳.合肥市社区居民院前急救知信行现况研究[D].合肥:安徽医科大学, 2023.

[20] 黄琮凯,黄天增,邓华生.5G+AIoT助力健康老龄化的探讨[J].广西通信技术, 2022(4): 15-18.

[21] 于杰.农家厨房用电ABC[J].湖南安全与防灾, 2008(6): 41.

[22] 加吉.冬季如何预防一氧化碳中毒[J].生命与灾害, 2023(12): 22-23.

第八章

咬伤和蜇伤等的急救

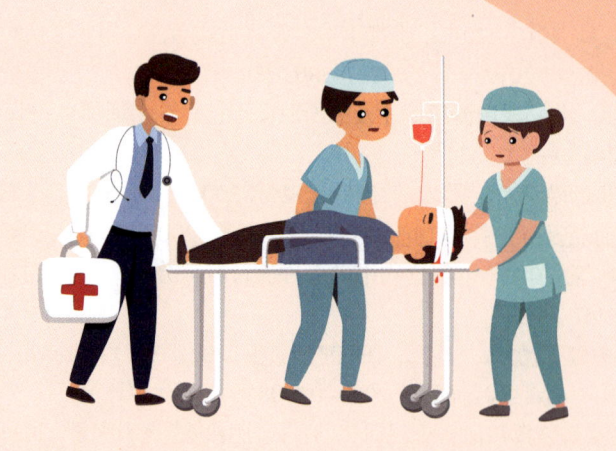

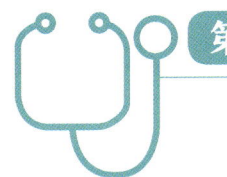

第八章 咬伤和蛰伤等的急救

第一节 猫狗咬伤

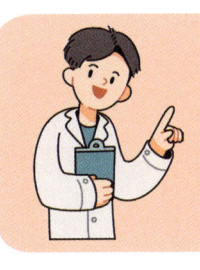

猫狗咬伤是指被猫、狗咬伤、抓伤导致皮肤破损的情况。

据不完全统计，我国每年大约有 4 000 万人被猫狗咬伤。随着现代社会的发展，文明养犬问题不容忽视，谨防猫狗咬伤是关键。

案例引入

2023 年 11 月，湖南邵阳一名 10 岁男童轩轩（化名）被大型犬撕咬受伤，全身多处撕裂伤，右耳软骨部分缺失，让人触目惊心。

一、猫狗咬伤的病因

主要包括宠物自身的生理和行为因素，以及人与宠物之间的互动方式。

1. 生理因素

猫、狗等宠物的牙齿结构和牙齿磨损程度不同，导致咬伤的严重程度和伤口形态各异。

2. 行为因素

宠物在情绪激动、防御、攻击、玩耍等行为时，可能对人发起攻击。

3. 人与宠物互动方式

不当的抚摸、喂食、训练等互动方式可能导致猫狗咬伤。

> **小贴士**
>
> 根据症状的不同，可以将猫狗咬伤分为以下几类。
> 轻度咬伤：皮肤破损，疼痛较轻，无明显感染迹象。
> 中度咬伤：皮肤破损较深，疼痛较重，可能伴有感染。
> 重度咬伤：皮肤严重破损，疼痛剧烈，伴有感染和出血等症状。

二、猫狗咬伤的症状

（1）局部症状：会出现红肿、疼痛，严重的可引起淋巴管炎、淋巴结炎或蜂窝织炎，如猫狗染有狂犬病，其后果就更严重。

（2）全身症状：可能出现发热、寒战、乏力、头痛等。

三、猫狗咬伤诊断的辅助检查

（1）临床检查：通过观察伤口形态、疼痛程度、感染迹象等，对咬伤程度进行评估。

（2）实验室检查：根据需要，进行血液、伤口分泌物等实验室检查，以确定感染程度和病原体种类。

（3）影像学检查：如有必要，可进行 X 线摄影、B 超等影像学检查，以了解骨折、内脏损伤等情况。

四、咬伤后处理方法

咬伤后处理方法：一清洗，二消毒，三接种。

（1）立即清洗伤口：立即用流动的水冲洗伤口，尽可能冲洗掉伤口处的污物，然后对伤口进行放血处理。

（2）消毒处理：使用酒精、碘伏等消毒液对伤口进行消毒，预防感染。

（3）包扎伤口：使用无菌纱布包扎伤口，保持伤口清洁干燥，防止感染。

（4）及时就医：医生会根据伤口情况进行清创、缝合等处理。应特别注意的是，当发现咬伤自己的猫狗有严重的躁动和恐水症时，被咬伤患者需要注射狂犬病免疫球蛋白以预防狂犬病。

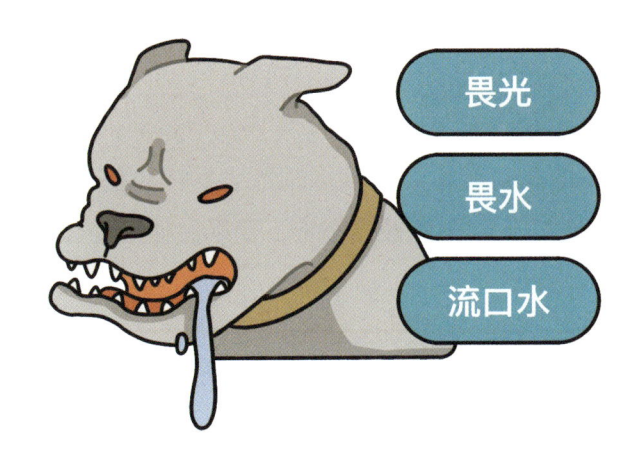

（5）心理疏导：对于恐惧、焦虑的患者，给予心理疏导和安慰。
（6）康复护理：根据伤口恢复情况，进行康复锻炼和护理。

五、猫狗咬伤造成的狂犬病

狂犬病是由狂犬病毒感染引起的一种动物源性传染病。

狂犬病毒主要通过破损的皮肤或黏膜侵入人体，常见的感染途径包括被发病动物咬伤、抓伤，破损的皮肤或黏膜接触发病动物的唾液或脑脊液等。

该疾病的潜伏期通常为1～3个月，但也有短至1周或长达1年以上的情况。发病后，患者早期可能出现低热、食欲缺乏、恶心、头痛、倦怠等症状，继而恐惧不安，对声、光、风、痛等较敏感，并有喉咙紧缩感。之后会进入急性神经症状期，患者可能出现狂躁型与麻痹型表现，狂躁型表现为极度恐惧、恐水、怕风、咽肌痉挛、呼吸困难等；麻痹型则无典型的兴奋期及恐水现象，会出现高热、头痛、呕吐、咬伤处疼痛等，之后会出现肢体软弱、腹胀、共济失调、大小便失禁等。

狂犬病一旦发病，病死率几乎达100%，但通过及时、规范的暴露后预防处置，可有效预防狂犬病的发生。预防措施主要包括及时、正确地处理伤口，尽早进行狂犬病疫苗接种等，必要时还需注射狂犬病免疫球蛋白。

需要强调的是，我们要高度重视狂犬病的预防工作，避免接触可疑的病犬、病猫等动物，若不幸被咬伤等，要尽快就医处理。

预防措施

- 避免接触野生动物：不要主动招惹野生动物，尤其是流浪动物，它们可能携带狂犬病毒或其他病原体。如果遇到野生动物，保持距离，不要试图捕捉或喂食。
- 注意个人卫生：养成良好的个人卫生习惯，勤洗手，尤其是在接触动物后，避免病原体通过手传播。不要用脏手触摸面部、眼睛等部位。

● 宣教育儿童正确对待动物：教育儿童不要随意逗弄动物，不要将手指、脸等靠近动物的嘴巴，避免被咬伤。告诉他们遇到陌生动物时，不要轻易接近，保持警惕。

希望通过本节内容的阐述，进一步提高人们对猫狗咬伤的认识，降低猫狗咬伤的发生率。

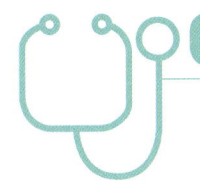

第二节 蛇咬伤

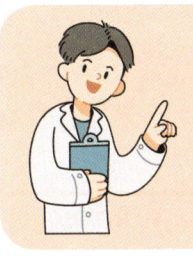

蛇咬伤是指蛇类动物利用其牙齿咬伤人体所致的全身或局部损伤，可分为毒蛇咬伤和无毒蛇咬伤。

案例引入

小刚（化名）在上完夜班后和两名同伴到郊外吃夜宵，突然一条蛇"从天而降"直接掉到桌子上。慌乱之际，小刚感到左手一阵麻木，他举起来一看，左手小指已留下一对深深的牙痕，鲜血直流。机智的小刚注意到餐桌正好摆在一棵树下，他推测这条蛇应该是从树上掉下来的。

三人合力打死这条蛇后，小刚才看清这条蛇的真面目，只见其黑白相间，上网一搜很像是剧毒的银环蛇，他忍痛拍下蛇的照片。同伴一边找来布条将小刚的左手小指从根部捆扎，一边拨打"120"急救电话。小刚此时还能保持神志清醒，他在网上搜索发现了治疗蛇毒有特色的医院，并及时就医。

而正是因为他拍下银环蛇的照片，才加快了抢救速度，接治医生高度肯定了用布条捆扎伤口近心端的做法。小刚经过一周住院治疗后，康复出院。

一、蛇咬伤的定义及临床表现

蛇咬伤的临床表现因蛇的种类、咬伤部位、伤口深度及个体差异而异。

具体表现可分为以下几个方面。

（1）局部症状：咬伤部位疼痛、肿胀、瘀斑、局部淋巴结肿大等。

（2）全身症状：严重时会有恶心、呕吐、头痛、头晕、心悸、胸闷等全身症状。

（3）特殊症状：根据蛇的毒液成分，可能出现全身肌肉疼痛、肢体乏力、眼睑下垂、流泪、流涎、呼吸困难。

（4）过敏反应：若毒蛇含有毒液，可能会导致患者皮肤出现轻微瘙痒，若其毒液侵入机体循环系统，可能引起发热、寒战、呼吸困难等症状。若患者过敏症状较为严重，可能出现面色苍白、出冷汗、心慌等休克表现。

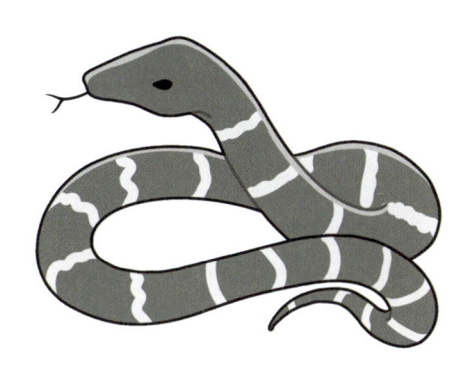

二、蛇咬伤处理的紧急步骤与方法

（1）保持冷静：遇到蛇咬伤时，首先保持冷静，避免慌乱和恐慌。切忌在没有把握的情况下去打蛇，防止在此过程中被蛇二次咬伤，加重毒性。尽量记住蛇的基本特征，如蛇形、蛇头、蛇体和颜色，被蛇咬伤后争取对蛇拍照，这对医生快速判断蛇毒种类至关重要。

（2）限制毒素扩散：用布带等物品紧紧束缚伤口近心端，以减缓毒素扩散。但不能绑太紧，以免影响血液循环，若发现肢体发紫发黑，则说明绑太紧了。去除受伤部位的各种物品，如戒指、手镯、脚链、手表、较紧的衣裤、鞋子等，以免因后续的肿胀导致无法取出，加重局部伤害。

（3）局部十字形点刺处理：用双氧水或0.9%生理盐水清洗伤口及周围皮肤，再用碘伏消毒，取三棱针在咬伤部位作十字形点刺，间距中心（两牙痕正中）刺点（1.0±0.2）cm，针刺深度应与牙痕的深度一致，嘱患者握拳，身体放松，从肿胀边缘向伤口方向反复引压，边操作边用生理盐水冲洗，促使毒液从点刺处排出体外，即解除原有结扎，切勿在伤口及边缘处挤压。

（4）制动：尽量全身完全制动，尤其是受伤肢体，可用夹板固定伤肢以保持制动，让伤口处于相对低位，尽量保持在心脏水平以下。

（5）紧急就医：要保持镇定，避免慌张、激动，就近去备有蛇毒血清的医院，或立即拨打"120"急救电话。

（6）禁忌：除专业的负压器械外，不可直接用口吸吮伤口（影视作品里的做法不可取），不要用不明草药疗毒。

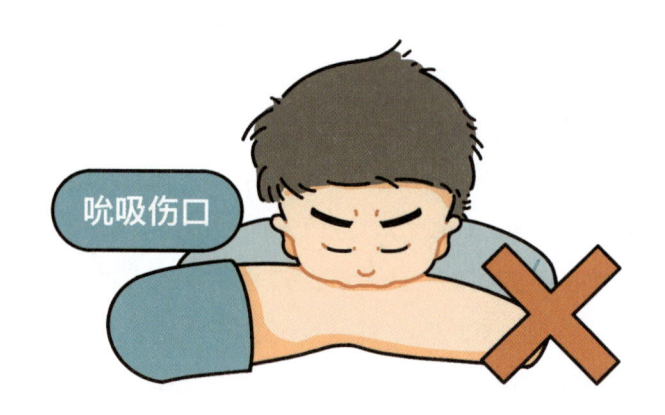

三、蛇咬伤的症状识别与区分

（1）症状识别：根据局部疼痛、肿胀、瘀斑等症状，结合咬伤部位、蛇的种类等因素，判断是否为蛇咬伤。

（2）区分有毒蛇与无毒蛇咬伤：有毒蛇咬伤后，伤口周围会出现肿胀、伤口发黑的情况，伴随呕吐、头晕、心悸、胸闷、肌肉疼痛、肢体乏力、眼睑下垂、流泪、流涎、呼吸困难等症状；而无毒蛇咬伤症状较轻，主要为局部红肿、疼痛。此外，有毒蛇咬伤时，伤口处可能留有肿胀的牙齿痕迹。

四、预防蛇咬伤的措施与方法

（1）了解蛇类习性：掌握当地常见蛇类的习性、活动范围，避免在蛇类出没的地方长时间停留。

（2）穿着防护衣物：当我们在野外活动或者探索蛇类栖息地时，应该选择穿着长袖长裤、紧身鞋等能够覆盖身体部位的衣物，这样可以最大程度地减少被蛇咬的机会。避免靠近或者触碰蛇类也是预防被蛇咬伤的关键。

（3）避免擅自处理蛇类：遇到蛇类时，尽量避免自行处理，尤其是毒蛇。

（4）保持环境卫生：家中及周边环境保持整洁，避免给蛇类提供栖息场所。

（5）配备急救包：随身携带急救包，内含消毒剂、绷带、纱布等急救物品，以备不时之需。

注意事项

- 遵医嘱：按照医生的建议，按时服药、换药，定期复查。
- 观察伤口：密切关注伤口状况，如发现伤口红肿、疼痛加剧、淋巴结肿大等症状，及时就诊。
- 保持伤口清洁：定期清洗伤口，避免感染。
- 加强营养：蛇咬伤后，加强营养，提高机体抵抗力。
- 心理调适：保持乐观心态，避免因蛇咬伤产生恐惧、焦虑等负面情绪。

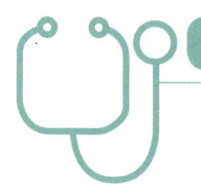

第三节

昆虫蜇伤

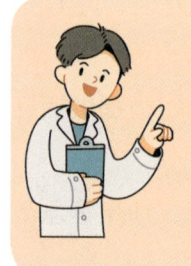

昆虫蜇伤是指昆虫通过其口器或毒刺将毒液注入人体，导致人体局部或全身一系列临床表现的现象。昆虫种类繁多，蜇伤人体的昆虫主要包括蚊子、蜜蜂、黄蜂、跳蚤、蟑等。蜇伤的临床表现因昆虫种类、毒液成分和个体差异而异。

昆虫蜇伤后常见的临床反应包括生理反应及过敏反应，过敏反应包括局部过敏反应及全身过敏反应。全身过敏反应的严重程度因人而异，轻度主要表现为皮肤过敏反应，如荨麻疹、红肿、疼痛等；中度则表现为头晕、恶心、呼吸困难；重度表现为休克、意识不清、循环障碍。

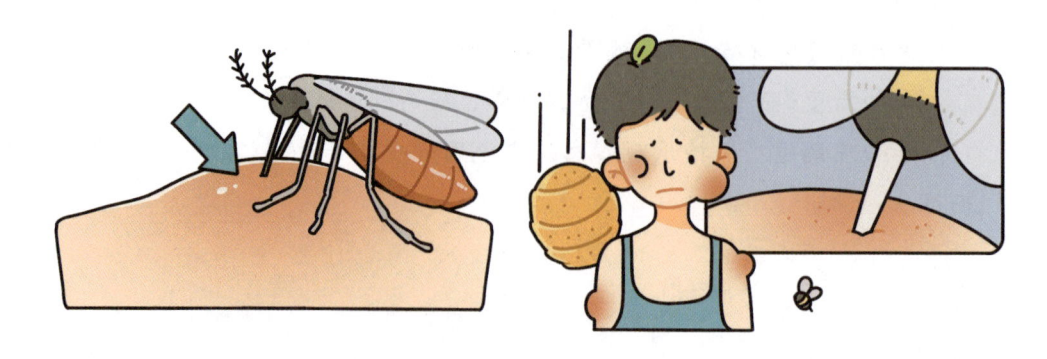

第八章 咬伤和蛰伤等的急救

案例引入

● 案例一：患者男性，户外活动时被蜜蜂蛰伤右手食指，局部皮肤迅速红肿，疼痛明显。患者曾有过敏史，此次蛰伤后出现全身瘙痒、恶心、呕吐等症状，就诊时已出现呼吸困难，诊断为过敏性休克。

● 案例二：患者女性，夜晚睡觉时被蚊子叮咬，次日清晨发现叮咬部位红肿，瘙痒难忍。患者抓挠后，皮肤破损感染，发展为蜂窝织炎。

一、昆虫蛰伤的处理步骤与方法

（1）移除毒刺：若是有毒刺的昆虫，首先要先将残留毒刺拔出，用消毒过的针挑出或用消毒器具拔出，但是切忌挤压，以免造成毒液吸收。

（2）清洗：用肥皂和水清洗伤口，去除伤口周围的昆虫残渣和毒刺。根据昆虫毒液类型选择溶液中和，如酸性毒液用碱性溶液（如肥皂水），碱性毒液用酸性溶液（如醋酸）。

（3）冰敷：用冰袋或冰块包裹受伤部位，每次10～15分钟，有助于减轻疼痛和肿胀。

（4）药物处理：根据病情和症状，选用适当的药物，如抗过敏药物、抗生素等，还可使用炉甘石洗剂或百部酊等涂抹。

（5）伤口处理：对于破溃伤口，需进行无菌包扎，防止感染；对于瘙痒明显的伤口，可外用抗过敏药物。切忌搔抓，不可用热水烫洗。

二、昆虫蛰伤的症状区分与诊断

根据患者的病史、临床表现和检查，昆虫蛰伤可分为以下几种类型。

（1）局部皮肤红肿、疼痛、瘙痒：常见于蚊子、蜜蜂等昆虫蜇伤。

（2）过敏反应：如肿胀、皮疹、呼吸困难等，常见于蜜蜂、黄蜂等昆虫蜇伤。

（3）感染性疾病：如蜂窝织炎、淋巴管炎等，常见于蜱、跳蚤等昆虫蜇伤。

四、预防昆虫蜇伤的措施与策略

（1）环境治理：清除住所周围的杂草，定期清理家中的杂物，减少昆虫孳生。在屋中可放几盆西红柿盆景，一般虫子都很讨厌这种植物的气味。

（2）穿着防护衣物：在户外活动时尽量穿长袖衣服、长裤和封闭性好的鞋子，鞋外周可环绕涂上凡士林，减少皮肤裸露。

（3）使用驱虫药物：如驱蚊液、风油精、花露水等，可以适当使用安全有效的驱虫剂喷洒在衣物或身体暴露部位。

（4）避免在昆虫活跃期进行户外活动：黄昏和清晨是昆虫的活跃期，应尽量减少外出。避免在昆虫多的地方（如花丛、树林、草丛等）长时间停留。

（5）避免接触：不要随意触碰、拍打或招惹昆虫，尤其是蜜蜂、黄蜂、蜘蛛等。

（6）检查物品：进入室内前检查衣物、背包等物品上是否附着有昆虫。

（7）食物管理：妥善存放食物，防止吸引昆虫。过期的水果及时处理，合理处理厨余垃圾。

（8）安装纱窗：家中安装纱窗等防护设施，防止昆虫进入室内。

（9）提高警惕：在野外活动时要时刻留意周围环境，对可能出现昆虫的区域保持警觉。若发现有昆虫的巢穴，如马蜂窝、蚂蚁窝等，请及时远离。可报告相关政府部门，及时正确处理昆虫巢穴。

了解昆虫蜇伤的重要性

- 首先,它关系到人们的健康和安全。有些昆虫蜇伤可能只是引起局部的疼痛、肿胀和瘙痒,但严重的情况下可能导致过敏反应,甚至威胁生命,尤其是对蜂毒等过敏的人群。
- 其次,对于特殊人群,如儿童、老人、过敏体质者等,昆虫蜇伤可能带来更严重的后果,需要格外重视预防和蜇后处理。
- 再者,了解昆虫蜇伤能提高人们的防范意识,促使人们采取适当的措施来减少被蜇伤的风险,从而保障日常生活和户外活动的正常进行。
- 最后,从公共卫生角度看,对昆虫蜇伤的重视有助于开展相关的科普宣传和防治工作,降低其对人群的潜在危害,维护社会大众的健康水平。

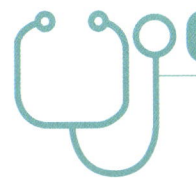

第四节 海洋生物的蜇伤

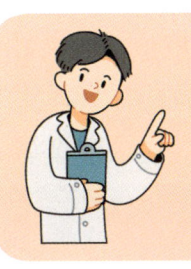

海洋生物蜇伤是指人体在接触某些有毒海洋生物(如水母、海蜇等)时,被其触手上的刺丝囊释放的毒液所引起的局部或全身性损伤。这些刺丝囊在接触到人体皮肤时,会迅速射出含有多种毒素的细管,导致皮肤

出现刺痛、瘙痒、红肿等症状。严重时，还可能引发过敏反应、全身中毒症状，如头晕、恶心、呕吐、心律失常，甚至出现过敏性休克和死亡。

海洋生物蜇伤多发生在夏秋季节的沿海地区，常见于游泳或进行水上活动时。

案例引入

2024年4月3日，海南儋州一女子在海边抓鱼，不慎被海鱼咬伤右上臂，1天左右的时间就出现了红肿、水疱等症状。她在当地医院治疗了3天，症状没好转，反而出现了高热，还有肝脏、肾脏、肺脏受损。4月6日她被转院到上级医院进一步救治，到达医院的时候，她的上肢已经出现局部肌肉组织坏死的情况，当天就出现了严重的呼吸衰竭，后转移至重症监护病房（ICU）接受治疗。

据医生介绍，该例患者是近年来接诊的创伤弧菌感染患者中病情最重的。经检查，发现该患者还有其他病史，免疫力低下，因此其被鱼咬伤以后，创伤弧菌在她的身体里面很快就扩散了，导致病情发展快且严重。创伤弧菌毒性非常强，短期内能造成脏器受损。

为什么被海鱼咬伤会发展得这么严重？据医生介绍这名患者是感染了创伤弧菌。海洋创伤弧菌的潜伏期比较短，有50%~70%的人在1~2天感染伤口附近就会出现红肿、水疱、皮肤黑紫等情况。

一、海洋生物蜇伤的具体表现和症状

1. 皮肤损伤

症状较复杂,除引起局部红斑、肿胀、水疱、斑疹、丘疹和荨麻疹,部分海洋生物的毒液中含有酶类成分,会导致皮肤组织溶解,加重损伤。

2. 肌肉系统

部分海洋生物的毒液中含有肌肉毒素,可导致肌肉痉挛、疼痛、无力,甚至肌肉溶解,影响肢体功能。

3. 神经系统

海洋生物蜇伤可引起神经毒素作用,表现为头晕、恶心、呕吐、腹泻、神经性呼吸困难等症状。严重时可导致呼吸肌麻痹,威胁生命。

4. 循环系统

部分海洋生物毒液可导致心脏受损、肾脏受损、肺水肿、喉部水肿、循环系统障碍等严重并发症。

5. 过敏反应

部分人对海洋生物毒液过敏,蜇伤后出现过敏反应,如瘙痒、肿胀、呼吸困难等。

二、海洋生物蜇伤后的现场急救措施

1. 迅速离开水域

被蜇伤后,应立即离开水域,避免被其他海洋生物攻击。

2. 冲洗伤口

用海水或盐水冲洗受伤部位至少 30 秒,切忌使用淡水,因为淡水会促使海蜇毒素释放更多。对于某些水母(如僧帽水母)的蜇伤,可以使用醋冲洗。

3. 去除触须

用镊子或戴上手套的小工具小心地去除残留在皮肤上的触须,避免直接用手触碰。

4. 热敷或冷敷

将受伤部位浸入热水中或使用热敷,水温以施救者能接受的温度(最高不超过 45℃)为准,持续 20-30 分钟,以缓解疼痛。如果没有热敷条件,也可以使用冷敷。

5. 药物处理

局部可涂抹含有皮质类固醇的药膏,减少炎症反应。对于疼痛和瘙痒,可服用对乙酰氨基酚止痛。

6. 抗过敏治疗

如果出现过敏反应,可使用抗组胺药物如氯雷他定、西替利嗪等。

7. 及时就医

任何破皮的咬伤或蜇伤都应该就医。特别是当出现严重过敏反应（如呼吸困难、意识改变等）时，应立即拨打急救电话。

海洋生物蜇伤的症状区分与诊断

● 症状识别：是否存在海洋生物接触史，再进一步根据伤处的红肿、疼痛、瘙痒等局部表现，以及全身症状如恶心、呕吐、肌肉痉挛等，可初步判断为海洋生物蜇伤。

● 毒液鉴定：就医后，医生可通过实验室检测手段，分析毒液成分，进一步确定蜇伤原因。

● 影像学检查：部分情况下，可通过X线摄影、B超等影像学检查，了解肌肉、神经等组织受损情况。

三、针对海洋生物蜇伤的措施与预防方法

1. 宣传教育

提高公众对海洋生物蜇伤的认识，增强防范意识。

2. 选择安全海域

在进入特定海域游泳或进行水下活动前，了解该海域常见的有毒海洋生物种类及分布。不单独行动，尤其是在不熟悉的海域。

3. 穿着防护装备

参加水上活动时，穿戴救生衣、潜水服等防护装备，减少暴露部位。

4. 避免触摸未知生物

在沙滩上、水域中，不要随意触碰不认识的海洋生物，即使它们看起来很有趣或无害。

5. 携带急救用品

随身携带急救包，包含消毒液、止痛药等，以备不时之需。

6. 小心礁石区

礁石附近可能隐藏着一些带刺或有毒的生物，经过时需格外小心。

7. 培训急救知识

了解一些基本的急救方法，以便在万一发生蜇伤时能采取初步措施。

四、当前海洋生物蜇伤治疗的现状与挑战

1. 现状

随着我国海洋资源的开发和海洋旅游业的兴起，海洋生物蜇伤的病例逐渐增多。目前，医疗机构对海洋生物蜇伤的治疗已有一定的经验，但仍存在一定的误诊、误治风险。

2. 挑战

针对海洋生物蜇伤的治疗，尚存在以下挑战。

（1）毒液成分复杂，抗毒素研究不足：大部分海洋生物毒液成分复杂，目前尚无针对性抗毒素，救治过程中需针对性地使用广谱抗毒素。

（2）临床诊断和治疗规范化程度较低：海洋生物蜇伤的临床表现多

样，诊断和治疗过程中容易出现误诊、漏诊，需加强临床诊疗规范化的研究和推广。

（3）预防措施不到位：部分民众对海洋生物蜇伤的防范意识不足，缺乏有效的预防措施，需加强宣传教育，提高公众的防范意识。

综上所述，海洋生物蜇伤的定义及临床表现为人们提供了认识和预防此类损伤的依据。针对海洋生物蜇伤的治疗现状及挑战，有必要加强抗毒素的研究，临床诊疗规范化，并提高公众的防范意识，降低海洋生物蜇伤的风险。

参考文献

[1] 陈力方.让文明养犬成为社会风尚[N].山西日报,2024-03-19（3）.
[2] 郑学东.被动物咬伤怎么办？[J].农家之友,2015（10）：48.
[3] 李万书.预防狂犬病你应该知道的[J].人人健康,2019（16）：70.
[4] 马玉媛,向思龙,王卓,等.特异性人免疫球蛋白与传染性疾病的防治[J].军事医学,2015,39（3）：220-224.
[5] 司娴,朱倩男,秦建兵.2017—2022年南通市通州区法定传染病流行病学特征[J].中国临床研究,2024,37（3）：418-423.
[6] 刘彦伶,陈莉,姚诗琴,等.1例多部位毒蛇咬伤合并反复过敏患者的护理[J].中国临床护理,2023,15（3）：196-198.
[7] 梁明贤.基于多模态机器学习的毒蛇咬伤辅助诊断研究[D].南宁：广西大学,2022.
[8] 谢基立.蛇血蛇胆蛇毒引病来[J].家庭中医药,2020,27（8）：76-77.
[9] 屈纪富.被蛇咬伤后争取对蛇拍照[J].医药与保健,2012,20（6）：19.
[10] 吴卯斌,吴国理,吴国琴.蝮蛇咬伤局部十字形点刺处理的临床分析[J].蛇志,2006（4）：283.
[11] 李想,唐小又.被蛇咬伤的急救攻略快收好[J].人人健康,2023（36）：40.
[12] 李文来,李玥,周浩,等.膜翅目昆虫蜇伤免疫治疗的研究进展[J].巴楚医学,2023,6（1）：104-107.
[13] 李爽,凌瑞杰.招蜂引蛰,命悬一线[J].中国工业医学杂志,2020,33（5）：480.

[14] 徐金梅,宋晓英. 幼儿急症救助与突发事件应急处理[M].南京:东南大学出版社,2022.
[15] 阙茂棋,杨凯春,李永武,等. 1998—2020年中国蚂蚁螫伤研究现状与文献计量学分析[J]. 中国急救复苏与灾害医学杂志, 2021, 16(11): 1311–1314, 1318.
[16] 容剑东. 吴川市红火蚁伤人事件流行病学调查分析[J]. 医学动物防制, 2005(4): 265–266.
[17] 卢文成,韩佳音,张巧利,等. 东莞市入侵红火蚁伤人导致1例过敏性休克[J]. 中国媒介生物学及控制杂志, 2007(2): 105–106.
[18] 马程琳,邹记兴. 我国的海洋生物多样性及其保护[J]. 海洋湖沼通报, 2003(2): 41–47.
[19] 刘玉明,何颖,沈先荣. 海蜇伤发病情况及防治措施研究进展[J]. 解放军医学杂志, 2019, 44(4): 347–352.
[20] 于俊波,方晓敏.海蜇蜇伤救治体会[J].医药前沿, 2012, 20(3): 177–178.
[21] Yanagihara A A, Wilcox C, King R, et al. Experimental assays to assess the efficacy of vinegar and other topical first–aid approaches on cubozoan (alatina alata) tentacle firing and venom toxicity [J]. Toxins (Basel), 2016, 8(1): 19.

附录

家庭急救箱

"救"在身边——家庭急救小妙招

- **急救手册**

包含各种急救知识和方法，如心肺复苏、止血、包扎等。

- **体温计**

用于测量体温。

- **创可贴**

用于小伤口的包扎。

- **圆头剪刀、钳子、一次性手套**

用于处理伤口。

- **口罩**

隔离口鼻腔气体对创面的污染。

- **手电筒**

在漆黑环境下施救时，可用它照明，也可为晕倒的人做瞳孔反射检查。

- **碘伏、酒精、棉签、纱布**

用于消毒和处理伤口。

- **绷带、三角巾**

有弹性，可包扎伤口，不妨碍血液循环。

- **医用手套、医用胶布、安全扣针**

用于处理伤口和急救。